生物技术科普绘本
人体免疫学卷

人体王国保卫战

新叶的神奇之旅 V

中国生物技术发展中心　编著

科学顾问　王福生

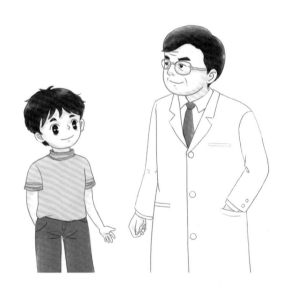

科学普及出版社

·北京·

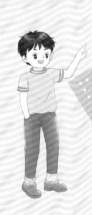

目录

神奇的抑制剂

文 / 王秀雯

图 / 王佳易　朱航月　纪小红

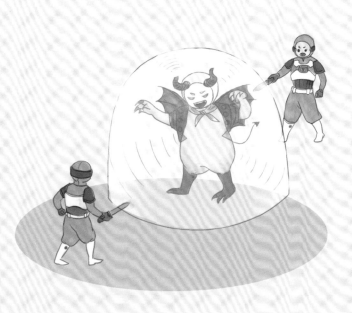

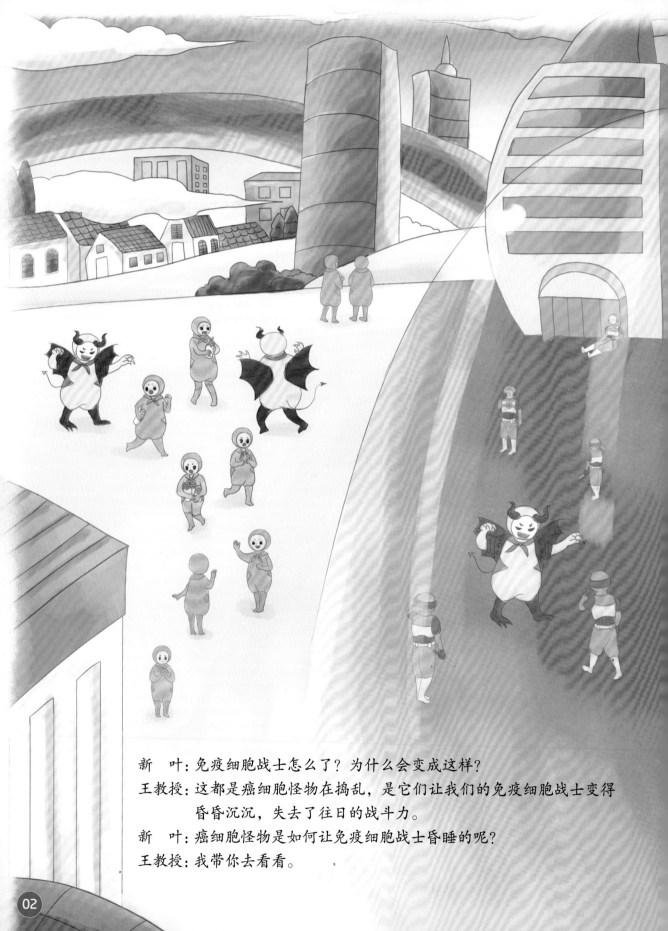

新　叶：免疫细胞战士怎么了？为什么会变成这样？

王教授：这都是癌细胞怪物在捣乱，是它们让我们的免疫细胞战士变得
　　　　昏昏沉沉，失去了往日的战斗力。

新　叶：癌细胞怪物是如何让免疫细胞战士昏睡的呢？

王教授：我带你去看看。

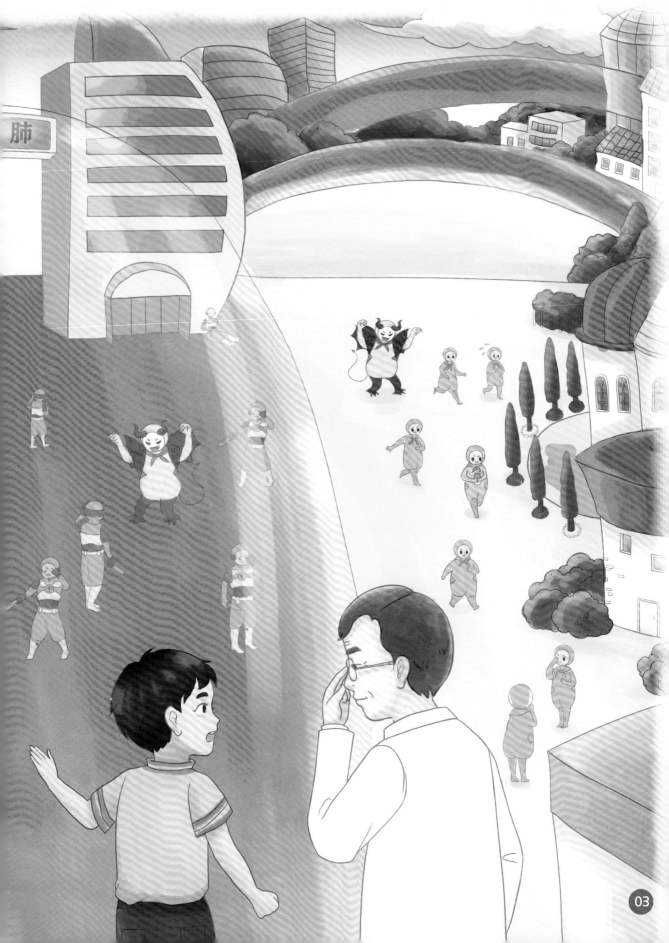

肺

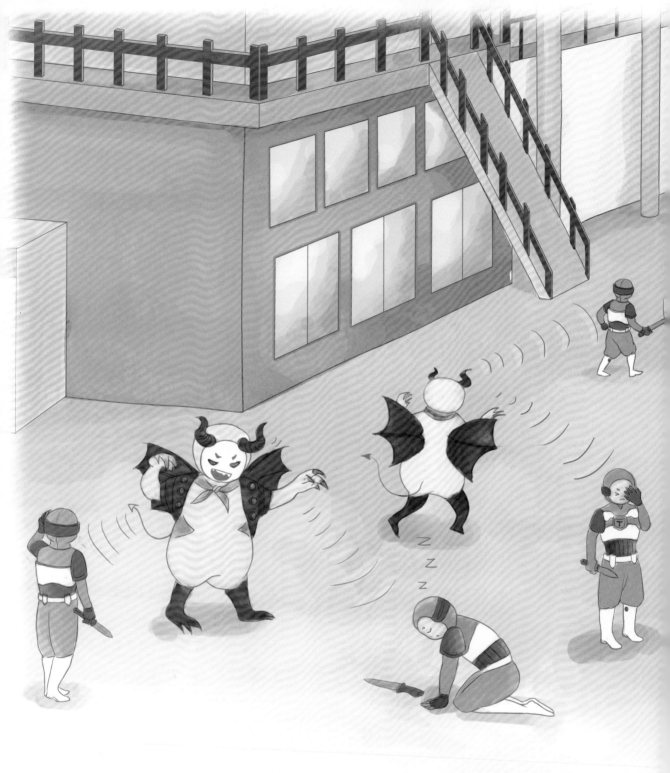

新　叶：那些围绕在癌细胞怪物身边像睡眠波的东西是什么？

王教授：这就是传说中的细胞程序化死亡配体1（PD-L1）。癌细胞怪物发出的
　　　　PD-L1，被免疫细胞战士头上的一种叫作细胞程序化死亡受体 1（PD-1）
　　　　的信号接收器接收后，免疫细胞战士就像被催眠了一样，失去战斗力了。

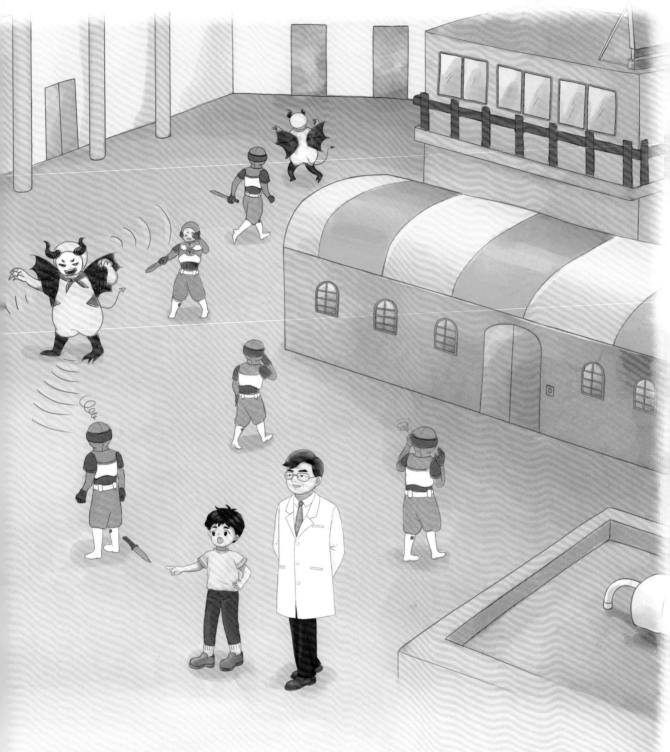

新　叶：原来是这样啊，这些癌细胞怪物可真是够狡猾的！那我们就没有什么办法对抗 PD-L1 吗？

王教授：办法还是有的，科学家研发出了"PD-L1 抑制剂"，它能够阻断 PD-L1 与 PD-1 信号之间的联系和相互作用。这样，癌细胞怪物就没办法再对免疫细胞战士进行"催眠"了。

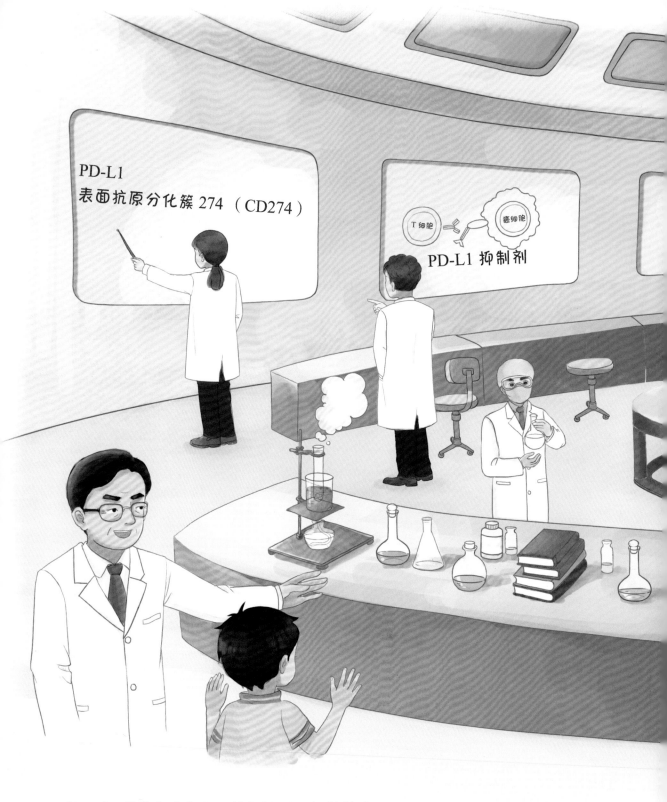

新　　叶：科学家是怎么研制出 PD-L1 抑制剂的呢？

王教授：他们也是经历了很多次失败，做了无数次实验，才在日积月累的探索中
　　　　发现了这种抑制剂的。

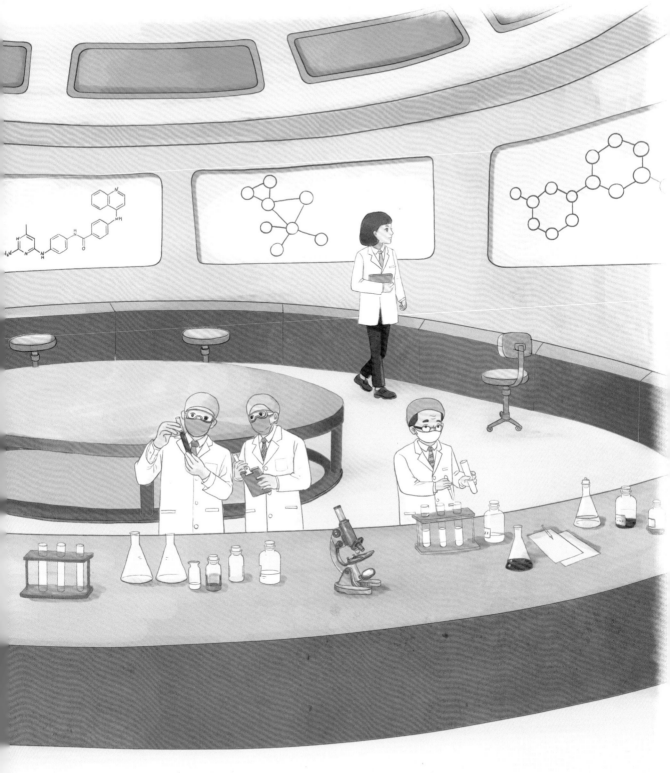

新　叶：如果没有科学家刻苦的钻研和无私的奉献，肯定就不会有这种抑制剂的出现。

王教授：是啊，PD-L1 抑制剂的出现让我们在消灭癌细胞怪物的道路上又前进了一大步。

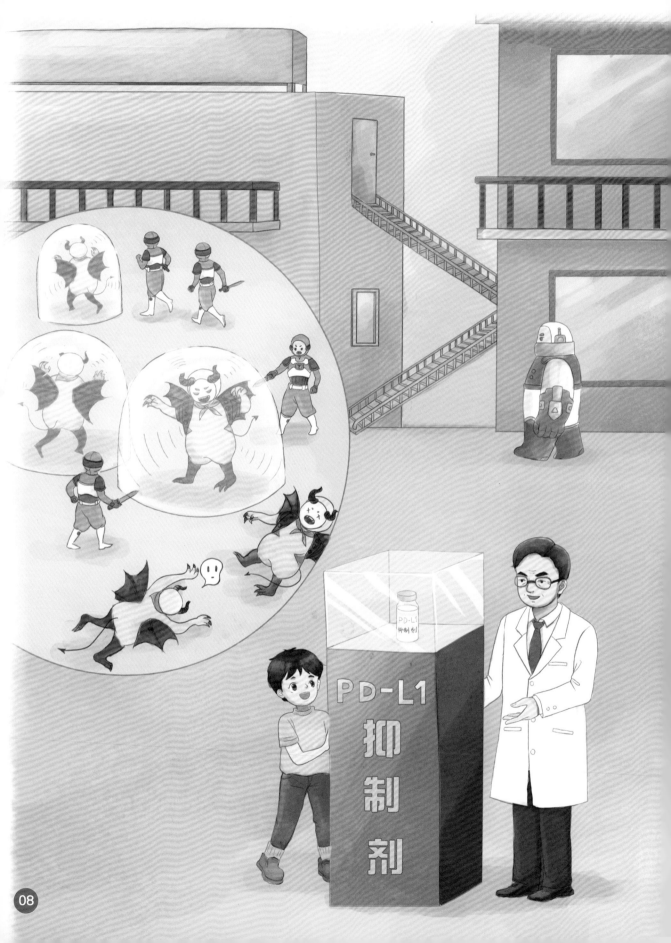

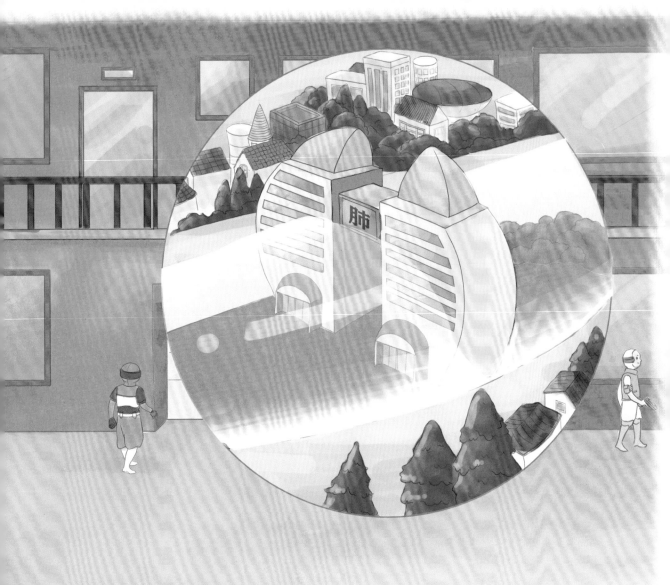

新　叶：这个抑制剂真是太厉害了，就像是一个屏蔽仪，能把癌细胞怪物的"睡眠波"隔离了。

王教授：是啊，PD-L1 抑制剂的发现对于打败癌细胞怪物功不可没！

新　叶：是不是有了它，我们以后就不用再害怕癌细胞怪物的肆意妄为了呢？

王教授：孩子，癌细胞怪物可没有那么容易被完全消灭，有一部分癌细胞怪物还会用其他狡猾的手段来逃避人体免疫细胞战士的杀伤。在和癌细胞怪物斗争的过程中，我们暂时还做不到一劳永逸。

新　叶：王教授，我要好好学习，等长大了也要成为一名科学家，帮助人类打败这些可恶的癌细胞怪物！

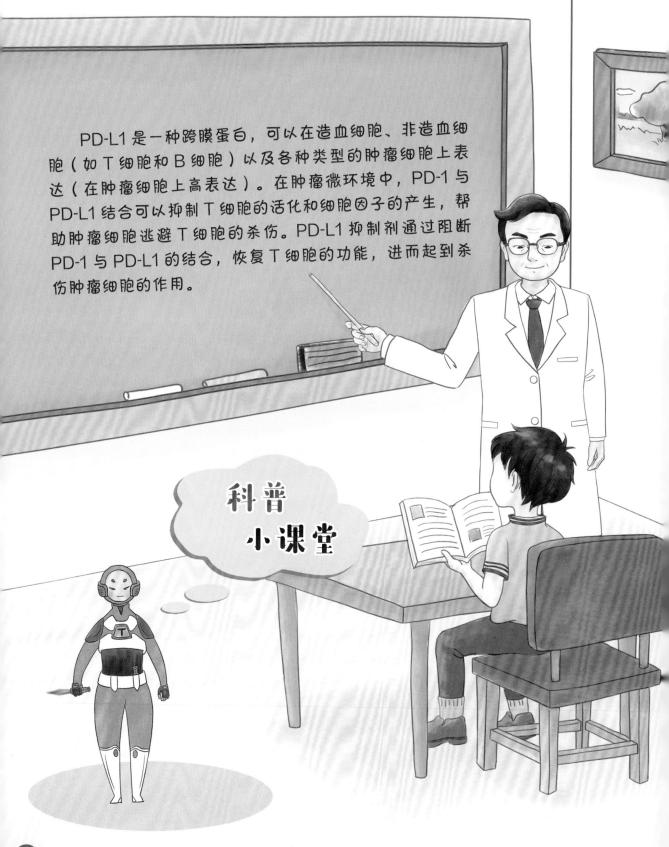

PD-L1 是一种跨膜蛋白，可以在造血细胞、非造血细胞（如 T 细胞和 B 细胞）以及各种类型的肿瘤细胞上表达（在肿瘤细胞上高表达）。在肿瘤微环境中，PD-1 与 PD-L1 结合可以抑制 T 细胞的活化和细胞因子的产生，帮助肿瘤细胞逃避 T 细胞的杀伤。PD-L1 抑制剂通过阻断 PD-1 与 PD-L1 的结合，恢复 T 细胞的功能，进而起到杀伤肿瘤细胞的作用。

科普
小课堂

肝脏城堡保卫战

文/张 超
图/赵义文 朱航月 纪小红

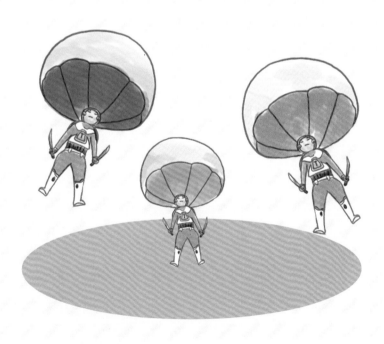

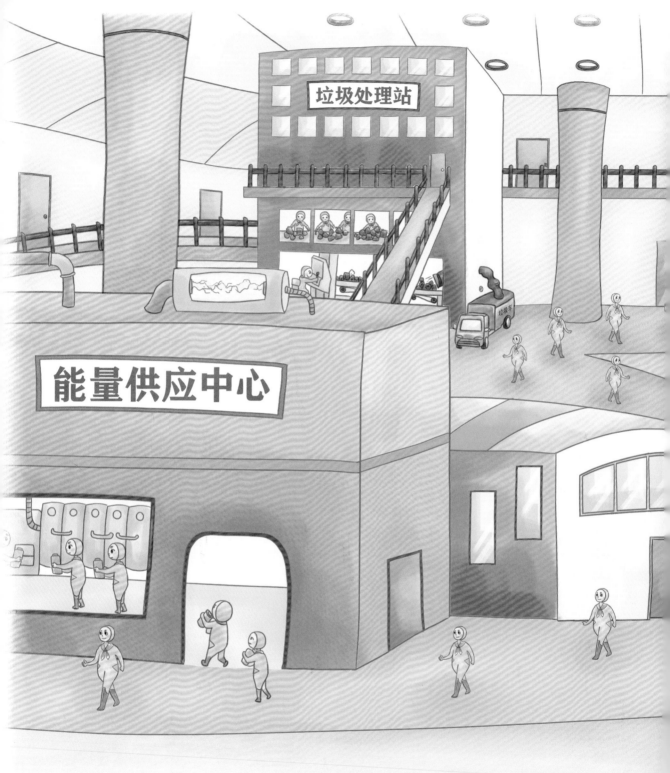

新　叶：咱们人体王国能充满活力，原来是因为有这么多肝脏细胞居民在默默地辛勤工作啊！

王教授：肝脏城堡在人体王国中发挥着非常重要的作用。肝脏血流丰富，是体内的物质代谢中心和解毒中心。

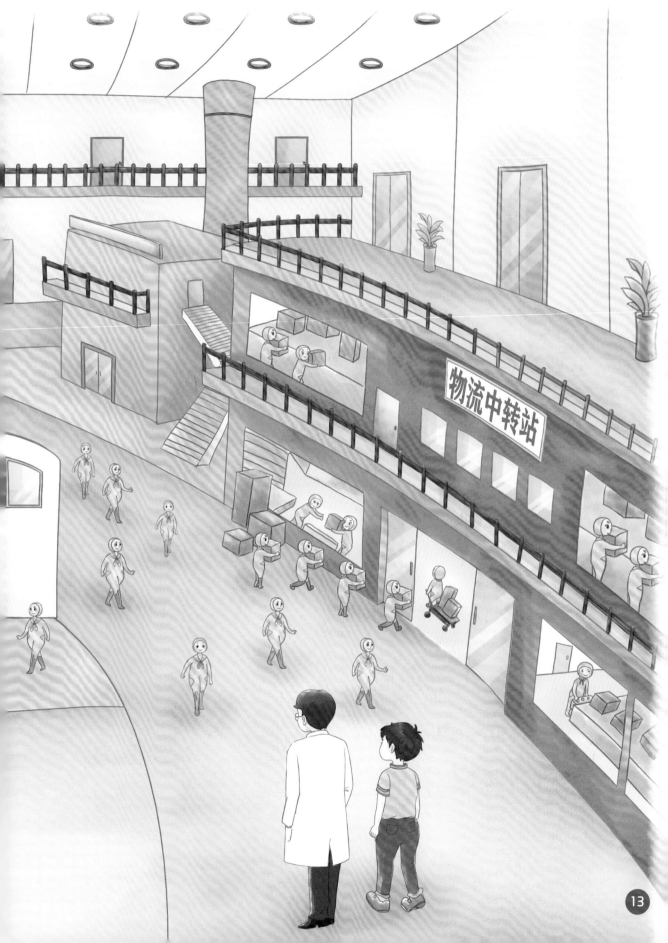

物流中转站

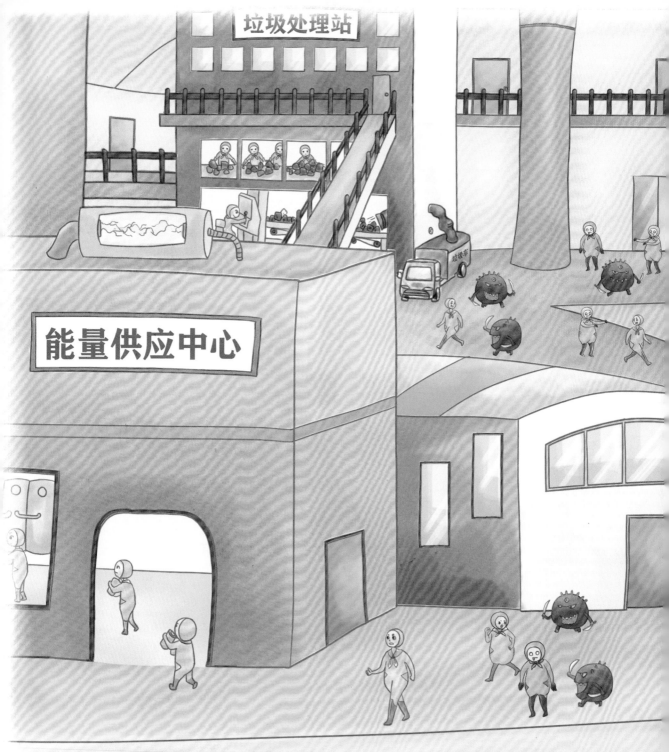

新　叶：王教授，不好了，看来肝脏城堡遇到麻烦了。

王教授：新叶，这是乙肝病毒怪物。

新　叶：可恶，它们专门攻击肝脏细胞居民。王教授，咱们得救救它们。您看，
　　　　被感染的肝脏细胞，像着了魔一样，会攻击正常细胞。

王教授：是的，病毒感染肝脏细胞后会大量复制，再继续感染其他细胞。

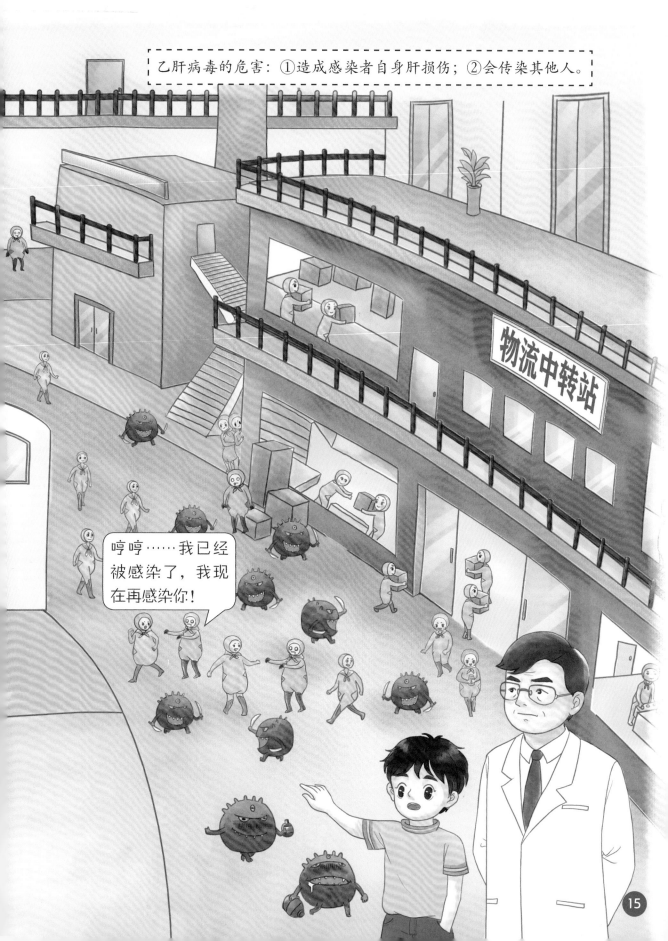

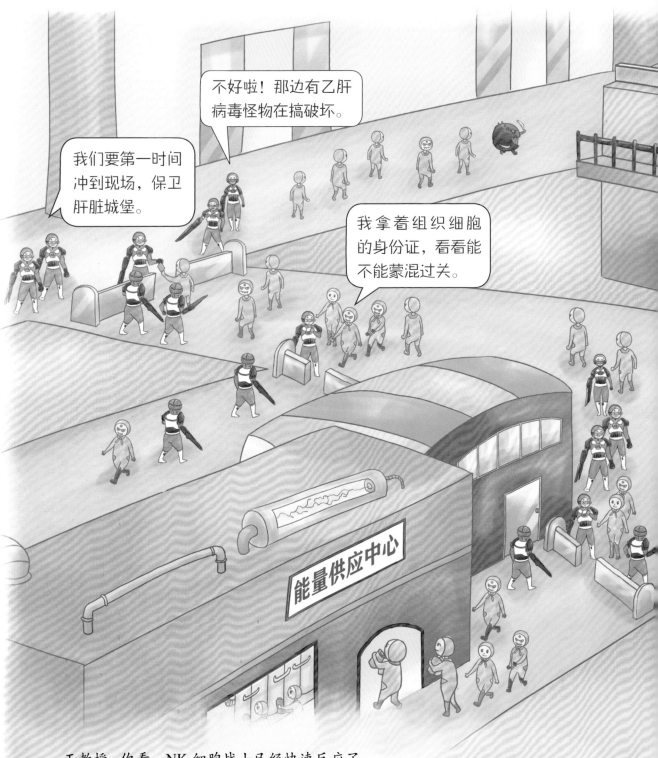

王教授：你看，NK 细胞战士已经快速反应了。

新　叶：它们检查的这些身份证是什么啊？

王教授：人体王国内的细胞居民都带有相同类型的身份证，肝脏城堡内的也不例
　　　　外。乙肝病毒怪物没有身份证，NK 细胞战士通过检查身份证就能让乙
　　　　肝病毒怪物无处藏身。

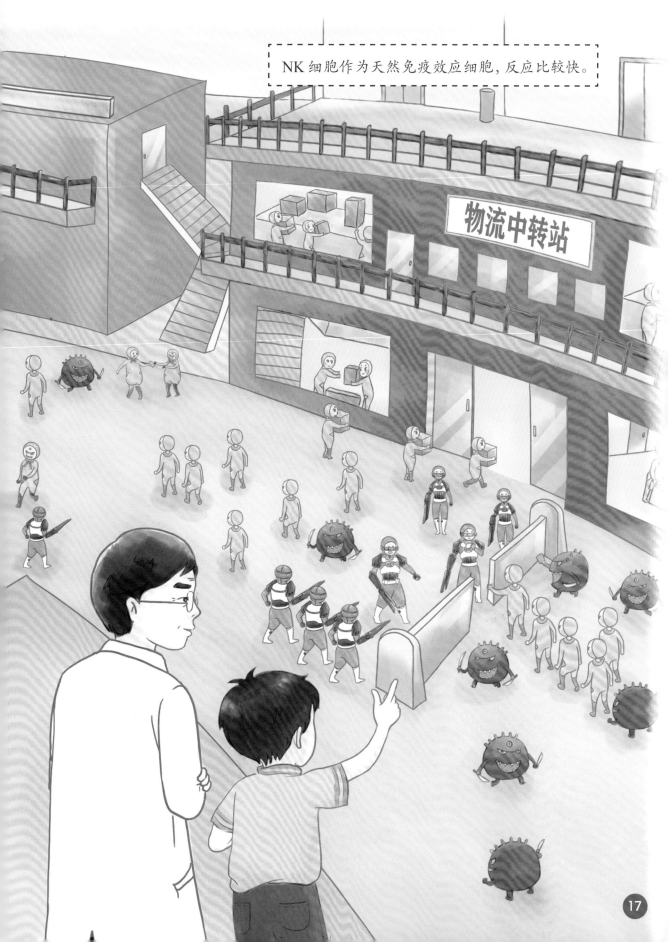

NK 细胞作为天然免疫效应细胞，反应比较快。

物流中转站

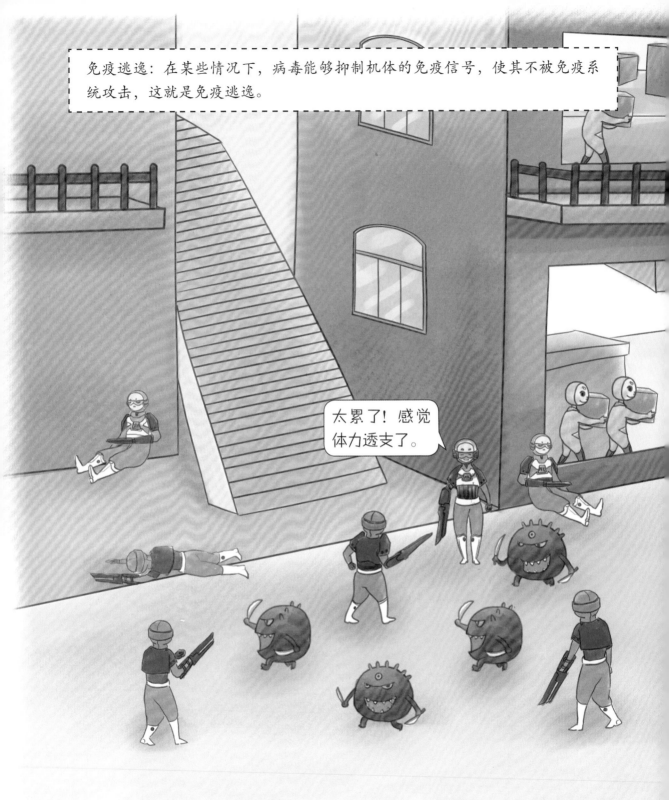

免疫逃逸：在某些情况下，病毒能够抑制机体的免疫信号，使其不被免疫系统攻击，这就是免疫逃逸。

太累了！感觉体力透支了。

新　叶：乙肝病毒怪物越来越多了，这样下去也不是办法啊！
王教授：病毒突变和免疫逃逸造成了 NK 细胞战士的体能耗竭。
新　叶：王教授，有什么办法可以帮助 NK 细胞战士吗？

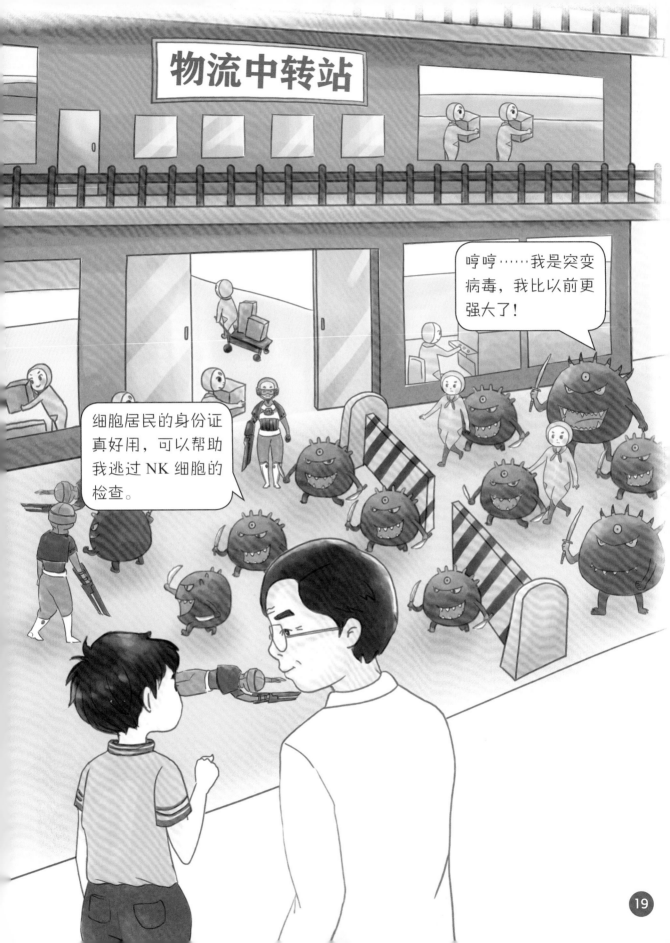

对抗乙肝病毒，除了依靠自身的免疫系统，还要根据病情进行抗病毒药物治疗。

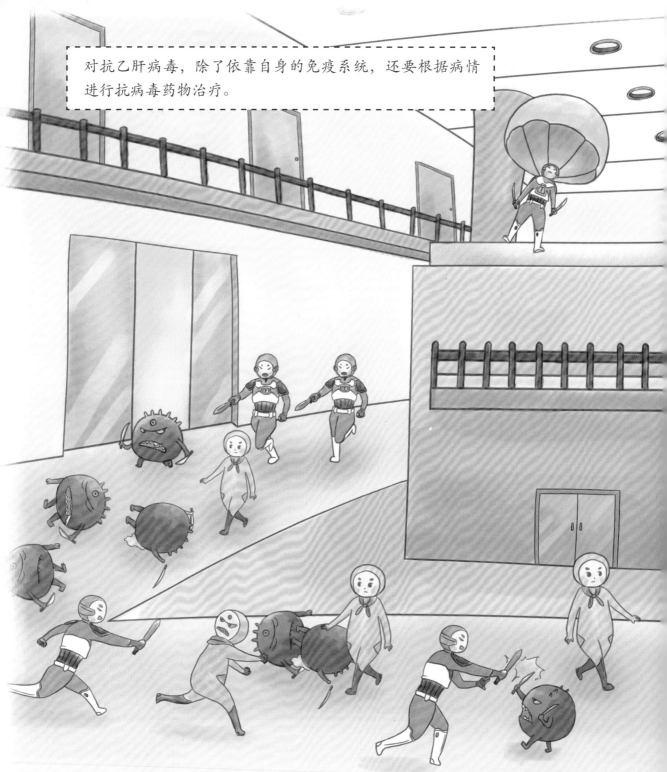

王教授：别着急，T细胞战士马上就到了。

新　叶：太好了！

王教授：可别小瞧了T细胞战士，它们拥有高科技手段，再狡猾的敌人也逃不过它们的火眼金睛。

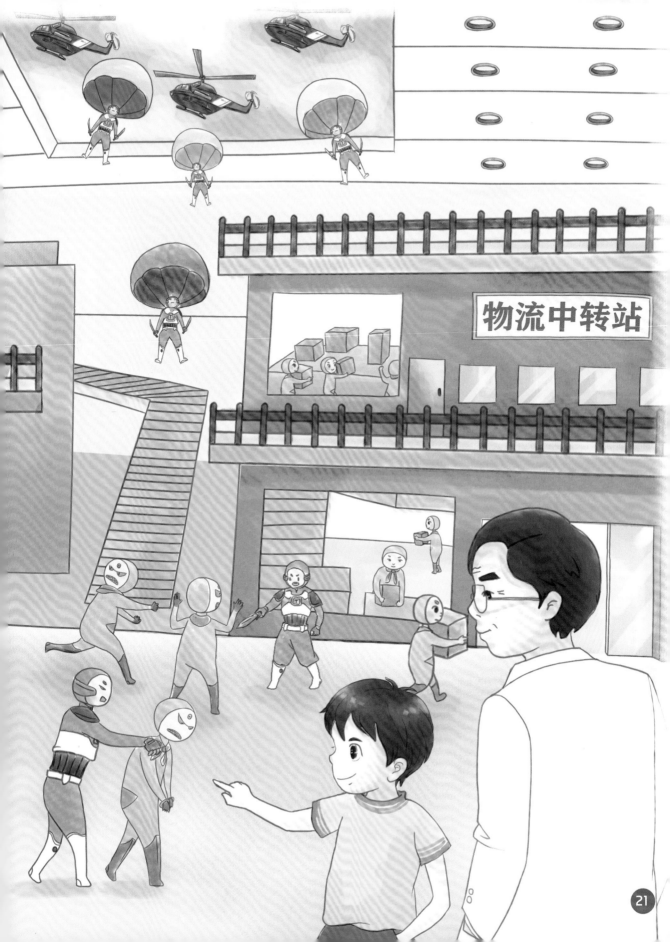

物流中转站

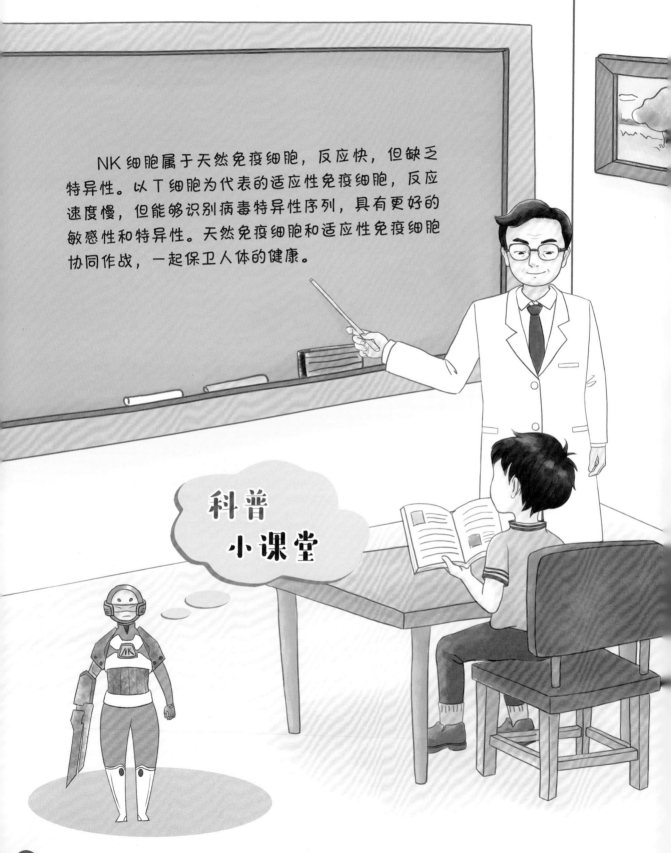

NK细胞属于天然免疫细胞，反应快，但缺乏特异性。以T细胞为代表的适应性免疫细胞，反应速度慢，但能够识别病毒特异性序列，具有更好的敏感性和特异性。天然免疫细胞和适应性免疫细胞协同作战，一起保卫人体的健康。

科普
小课堂

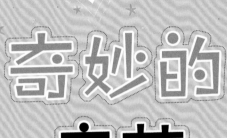

奇妙的
疫苗

文/张　超
图/赵义文　朱航月　纪小红

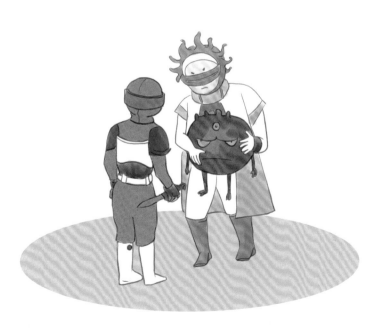

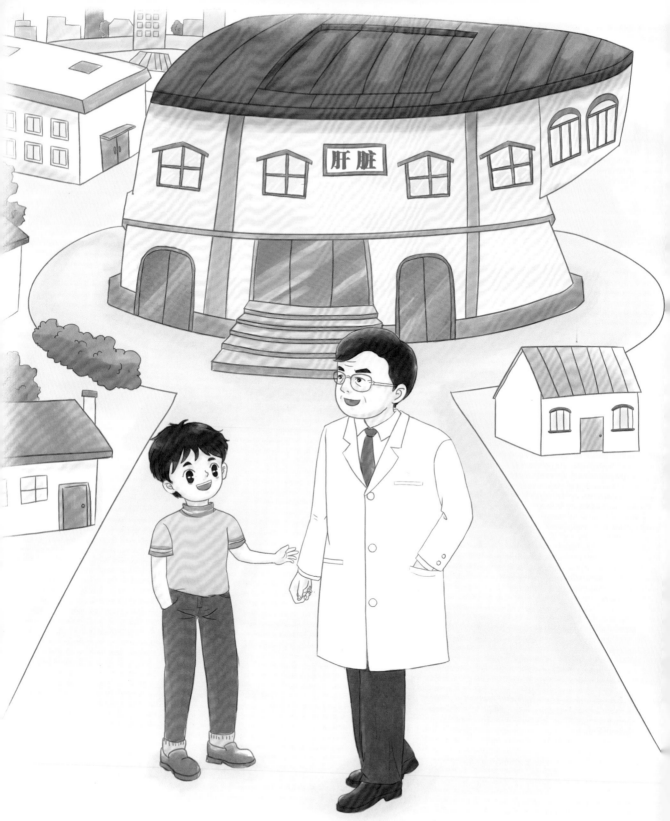

新　叶：王教授，我们离开了，有什么办法保护肝脏不被再次攻击吗？

王教授：放心吧，孩子，今天咱们去人体的淋巴系统，了解一下强大而奇妙的疫苗。

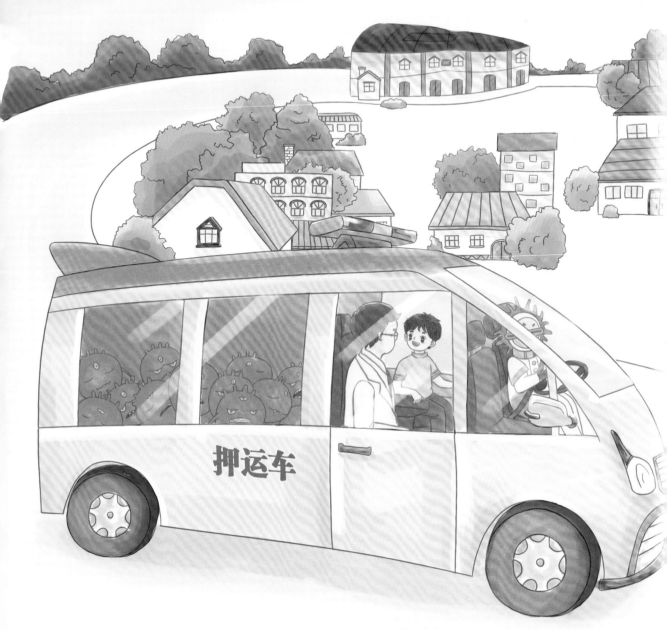

新　叶：王教授，车上的乙肝病毒怪物怎么像是睡着了呢？

王教授：它们是乙肝疫苗，是由失去活力的乙肝病毒制成的。

新　叶：那我们这是要干什么去呢？

王教授：最近乙肝病毒怪物肆虐，我们要把疫苗给淋巴系统送过去，用来培训 B 细胞战士，这样就再也不怕这样的怪物了。

新　叶：培训 B 细胞战士？

王教授：是的，到了淋巴系统后，你就知道是怎么回事了。

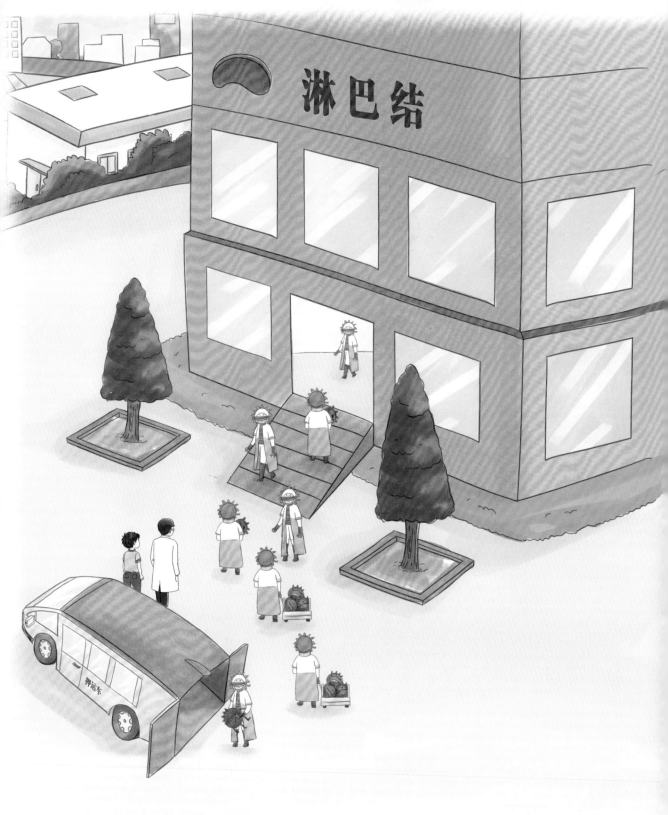

新　叶：DC 细胞战士太能干了！

王教授：DC 细胞战士是专职的抗原呈递细胞，所有的信息都会由它们先进行梳理。

新　叶：那我们赶快去淋巴结里面看看它们是怎么工作的吧！

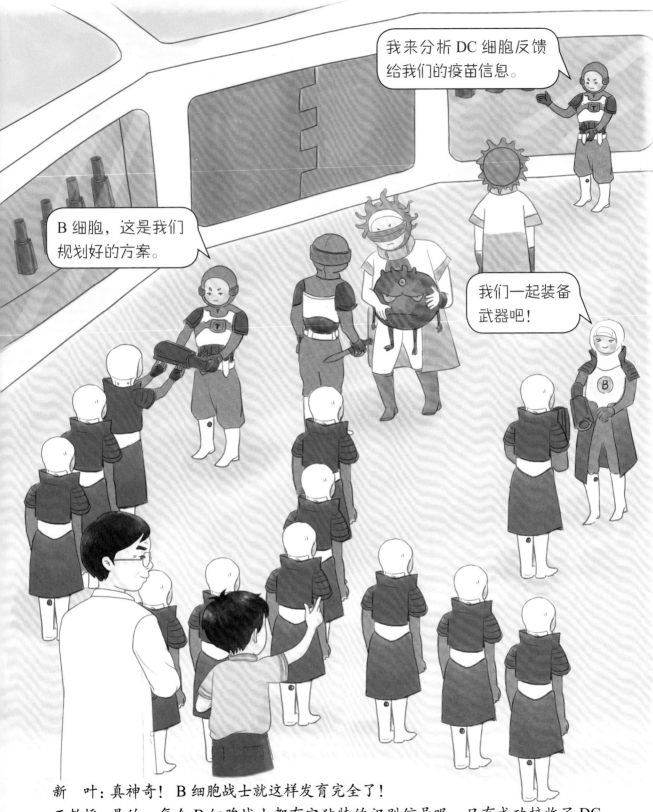

新　叶：真神奇！B 细胞战士就这样发育完全了！

王教授：是的，每个 B 细胞战士都有它独特的识别信号呢。只有成功接收了 DC
　　　　细胞和 T 细胞战士提供的特异性信号，B 细胞战士才能成熟。像这样的
　　　　训练基地，在淋巴系统中有好多呢！

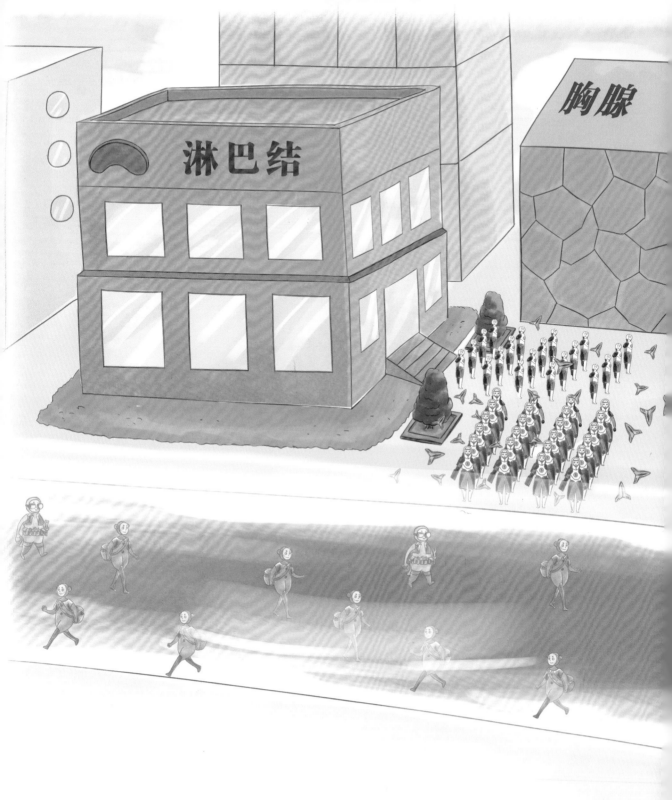

新　叶：那就是 B 细胞战士强大的武器吗？

王教授：B 细胞战士的武器是抗体，可别小瞧这小小的抗体，它们能够让乙肝病
　　　　毒怪物无处遁形。

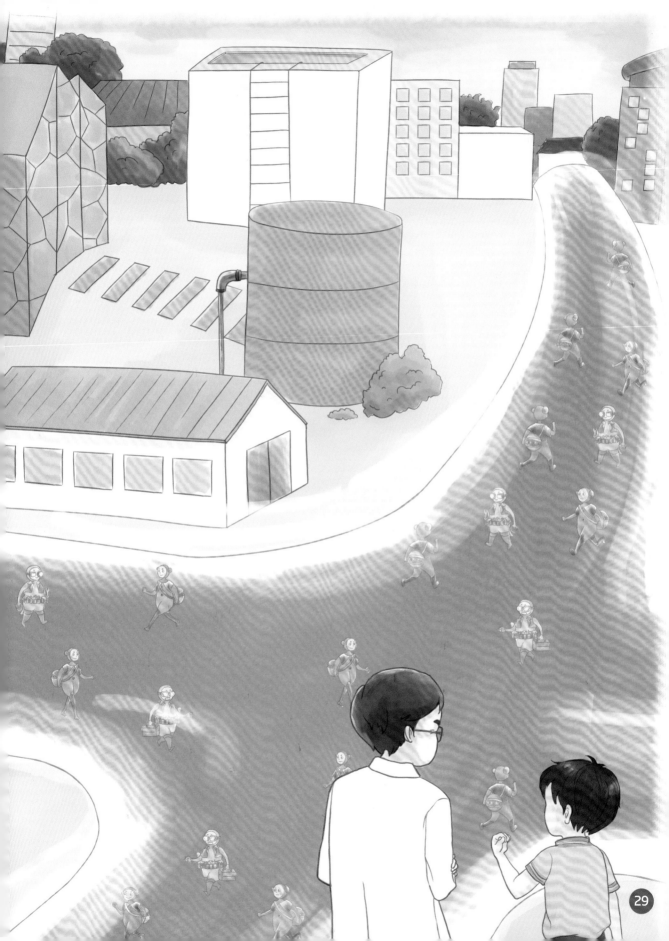

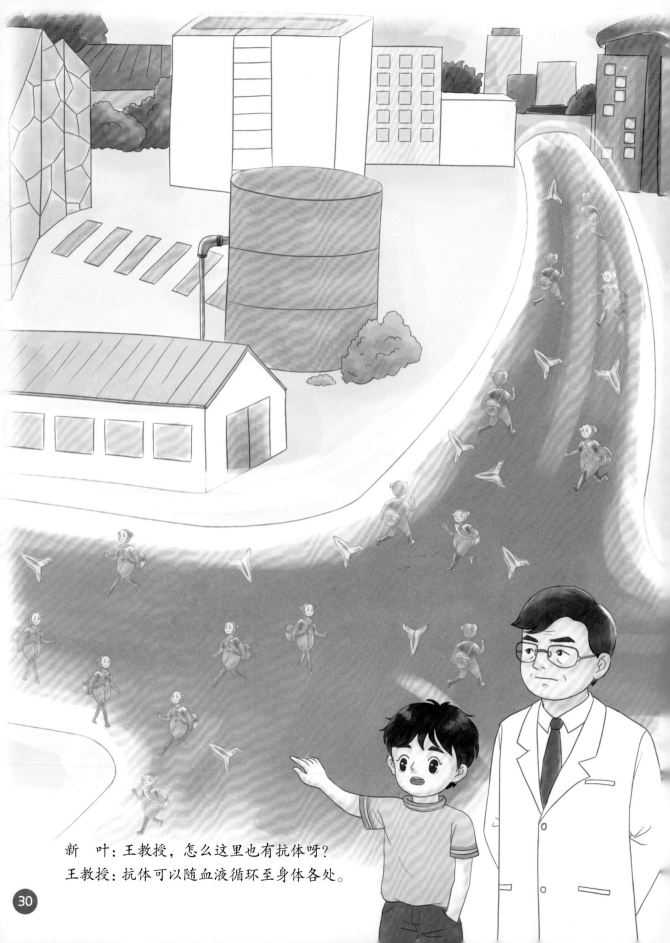

新　叶：王教授，怎么这里也有抗体呀？
王教授：抗体可以随血液循环至身体各处。

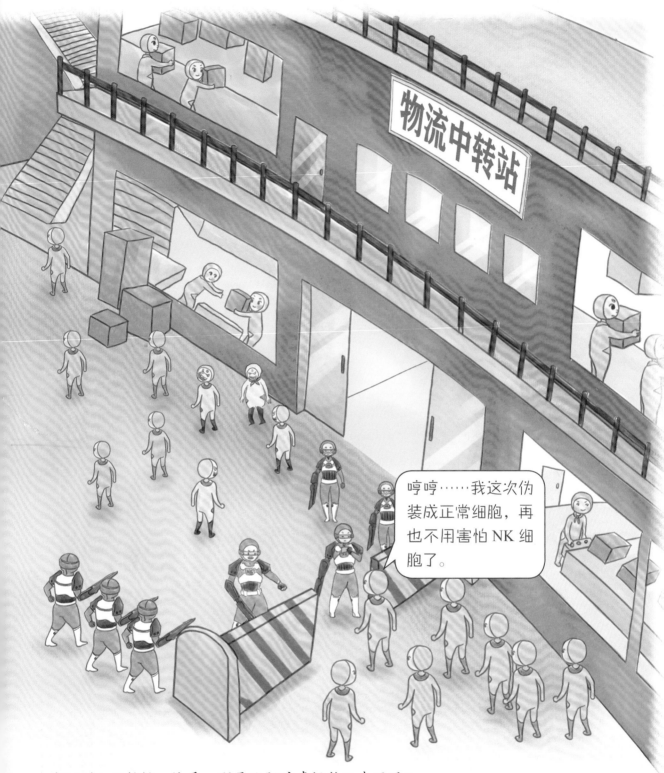

新　叶：王教授，快看，那是乙肝病毒怪物又来了吗？

王教授：是的，有了之前的教训，这次乙肝病毒怪物伪装成正常细胞，变得更狡猾了，轻易就逃过了 NK 细胞战士的检查。

新　叶：它们这么可怕，这可怎么办呀？

王教授：不要怕，我们有抗体，我带你看看去。

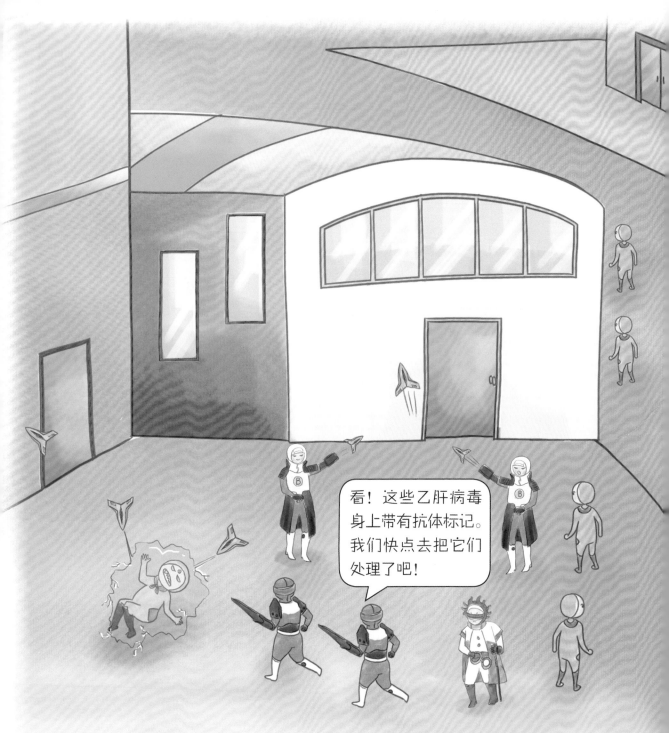

新　叶：真是太好了！有了这些抗体标记，咱们再也不担心肝脏细胞被这些乙肝病毒怪物欺负了。

王教授：那是！乙肝病毒怪物被标记上抗体后，就会非常容易被 NK 细胞战士和 DC 细胞战士发现并制服。而且新的乙肝病毒怪物也被 DC 细胞战士抓住了，一旦它们继续肆虐，DC 细胞战士就会传递信息给 B 细胞战士释放更多的抗体。

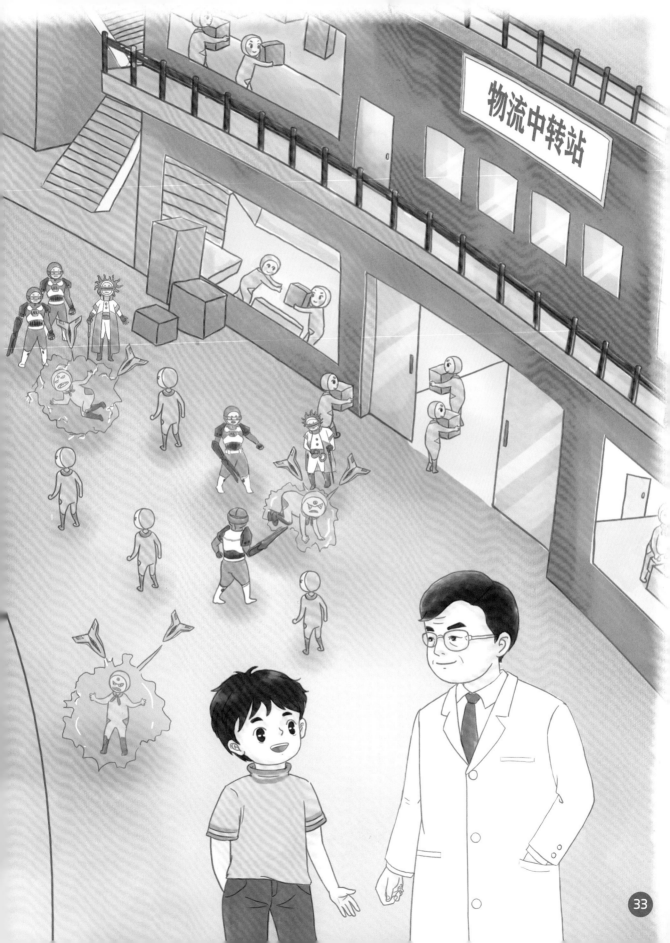

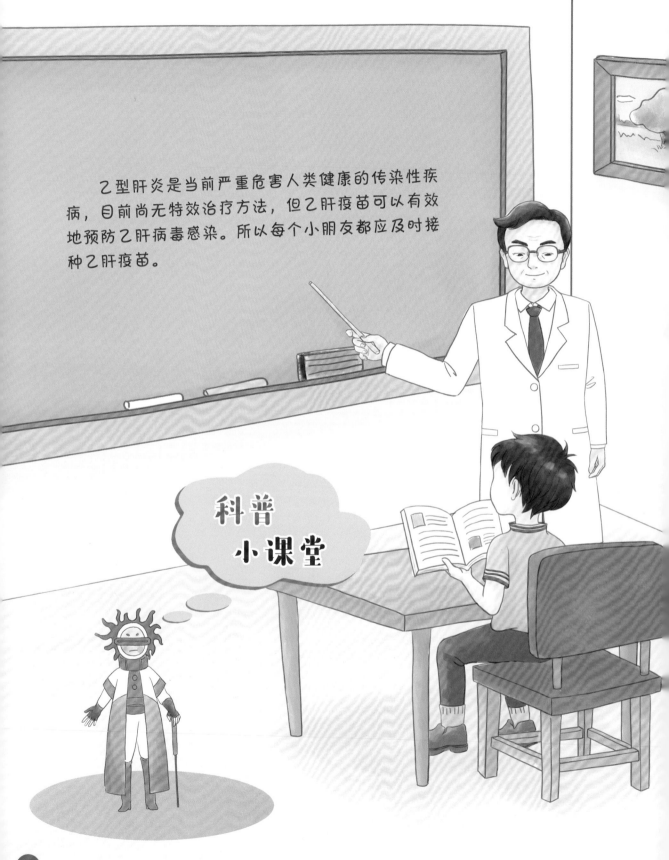

乙型肝炎是当前严重危害人类健康的传染性疾病，目前尚无特效治疗方法，但乙肝疫苗可以有效地预防乙肝病毒感染。所以每个小朋友都应及时接种乙肝疫苗。

科普
小课堂

联合方案消灭肝癌怪物（上）

文／廉 方
图／赵 洋 纪小红

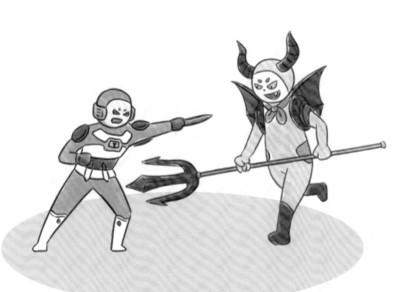

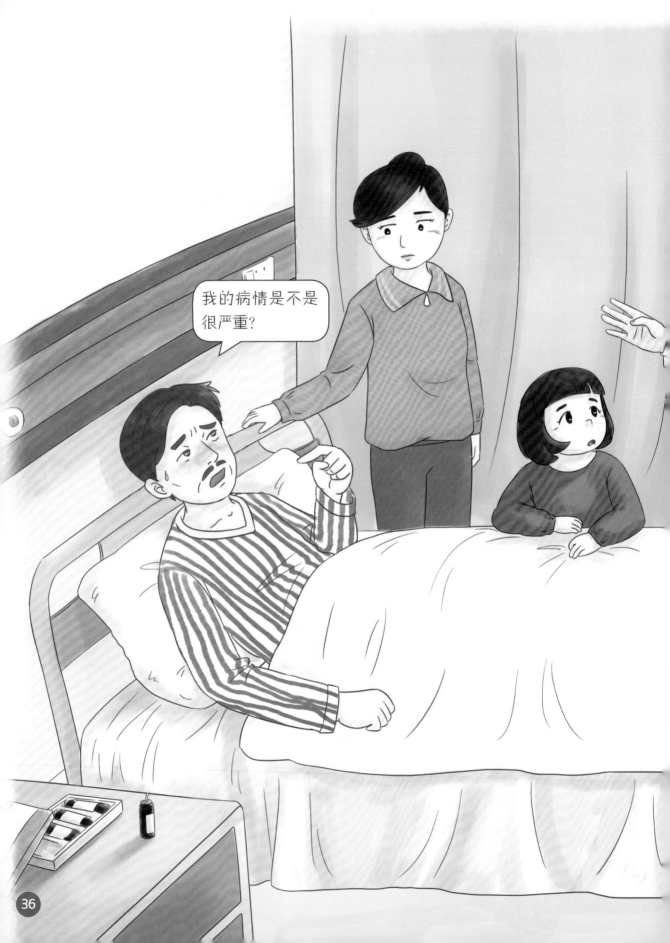

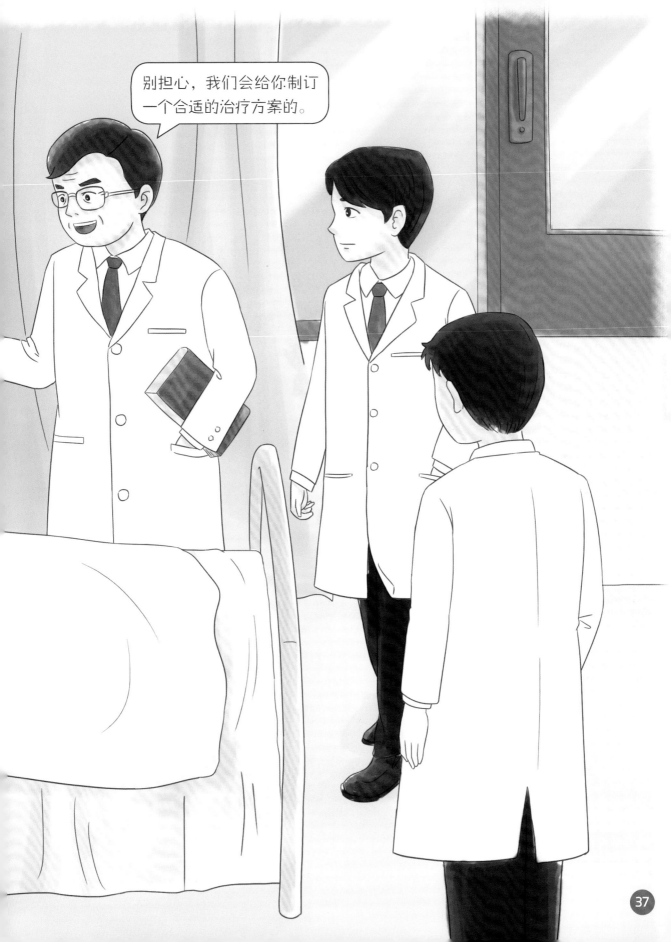

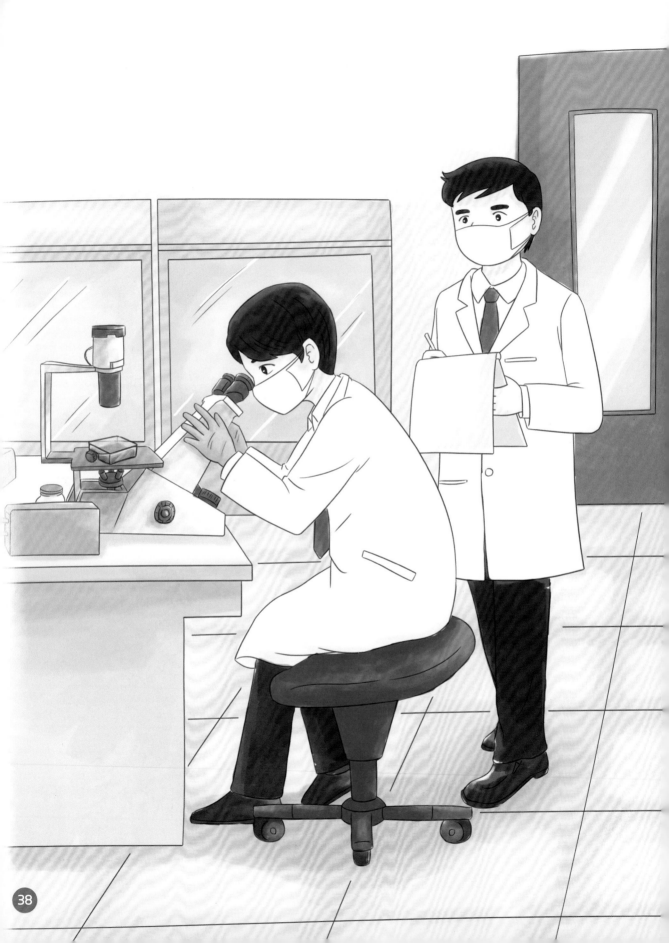

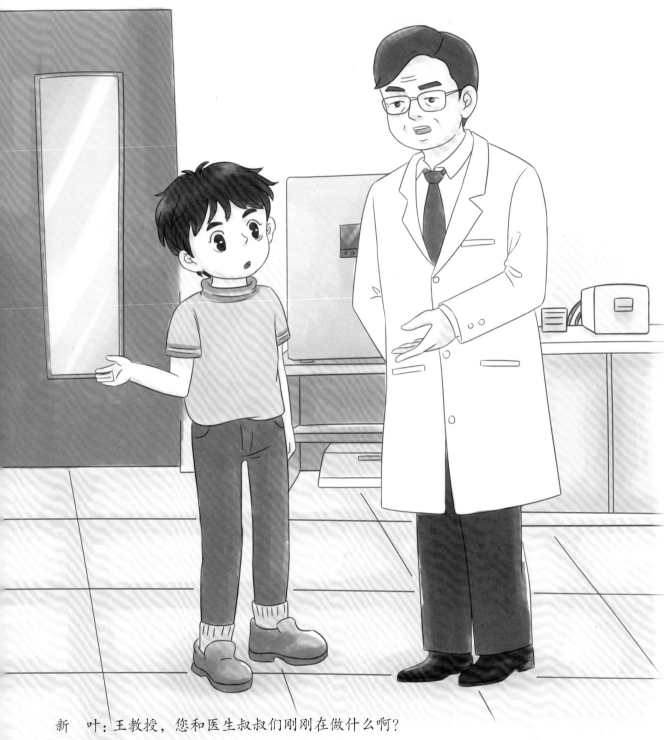

新　叶：王教授，您和医生叔叔们刚刚在做什么啊？

王教授：我们刚刚在讨论一个肝癌患者的治疗方案。

新　叶：肝癌？真替他感到难过！

王教授：你真是一个善良的孩子！但是我们生活中有太多的致癌因子，不是所有人都能躲得过去的。

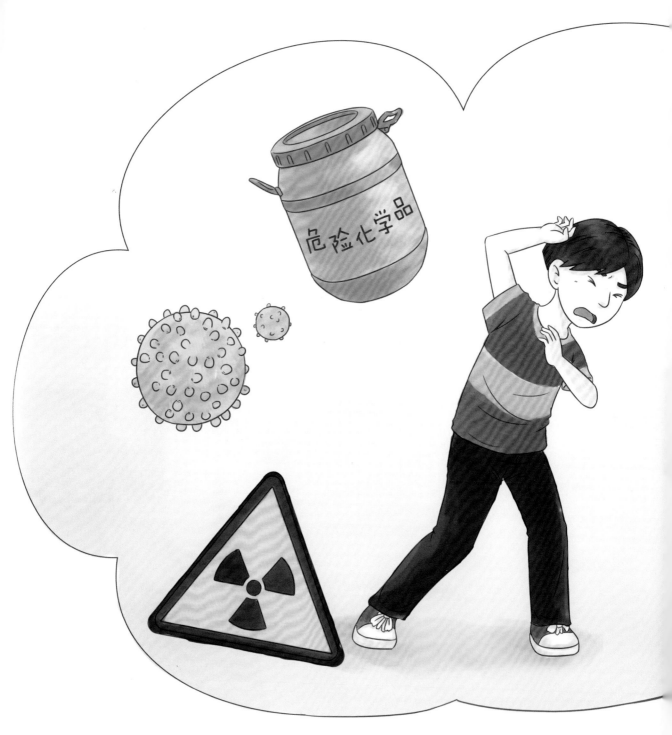

新　叶：那致癌因子都有哪些呢？

王教授：例如，甲醛、黄曲霉素、高剂量的核辐射、过强的紫外线、乙肝病毒、
　　　　人乳头瘤病毒等都是威胁人类健康的致癌因子。另外，长期大量饮酒、
　　　　吸烟等不良习惯也会增加患癌风险。

新　叶：我感觉要窒息了，我可不想得病。

王教授：走，我们去他的体内看看发生了什么。

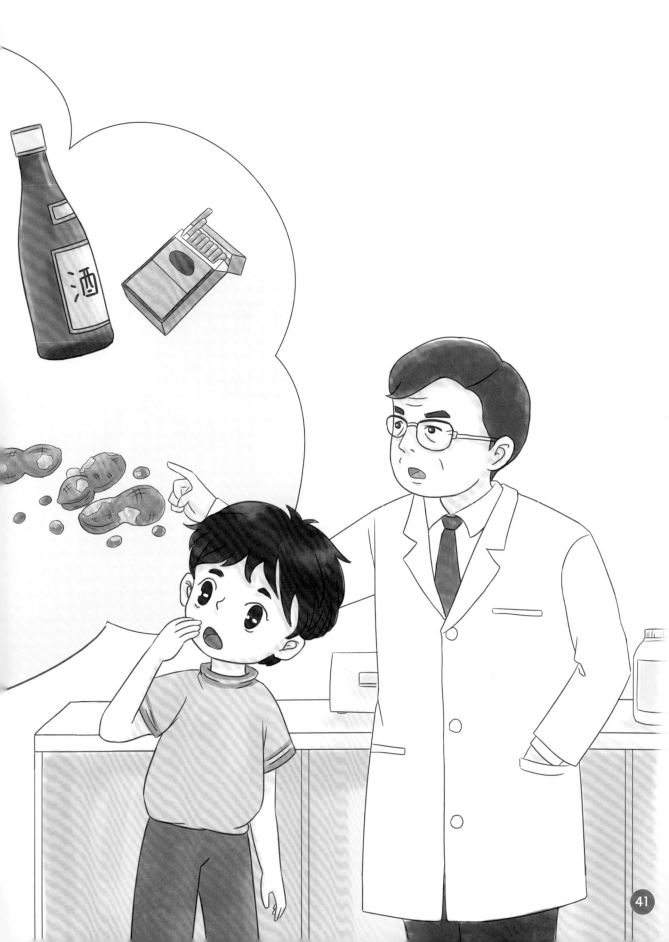

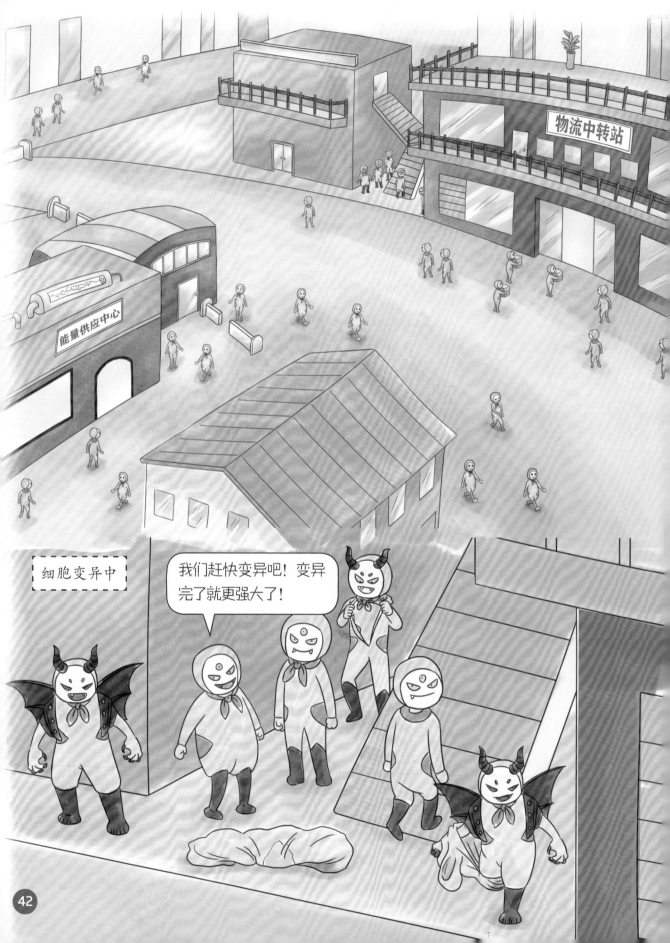

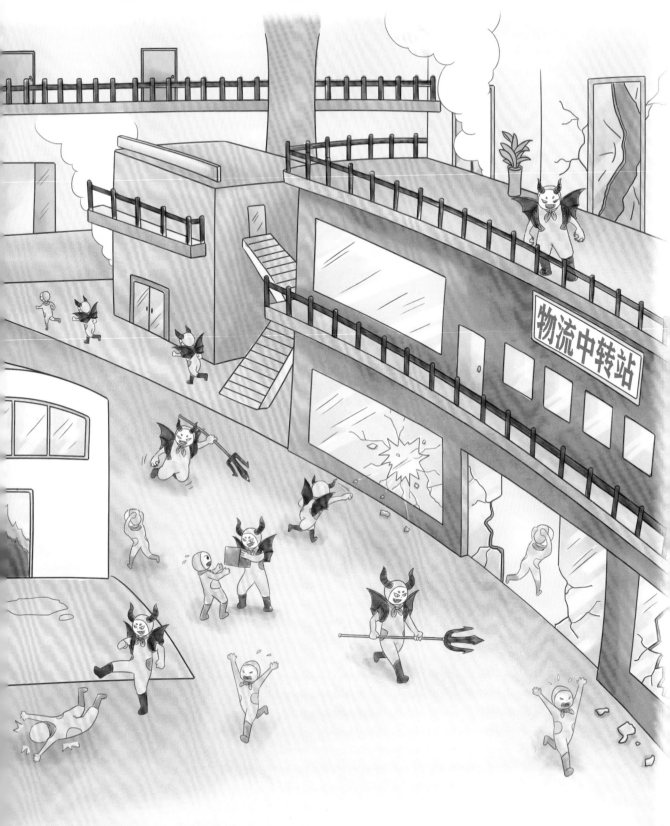

新　叶：这座人体王国发生了什么？这么多的肝癌细胞怪物！

王教授：这是一位乙肝患者，没有及时治疗，还长期大量喝酒，现在得了肝癌。

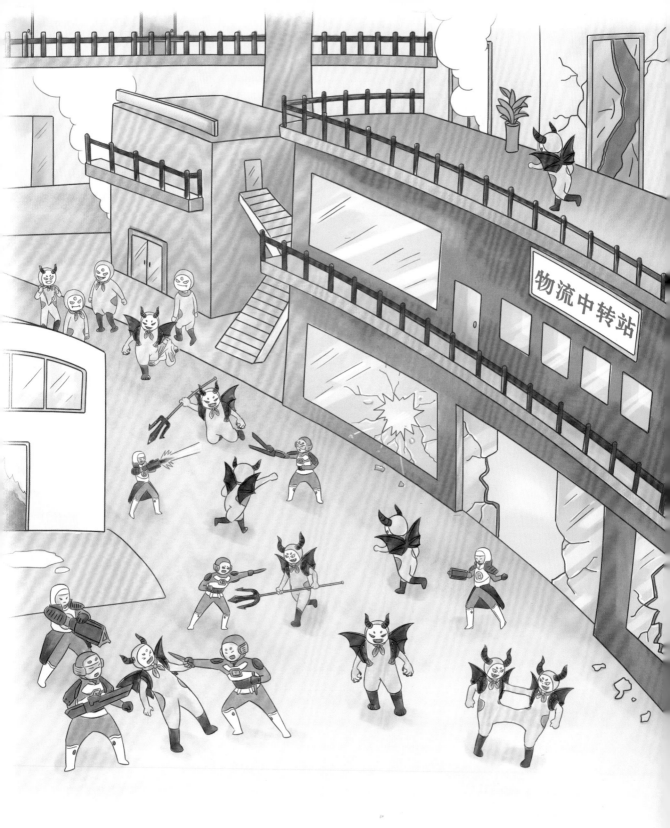

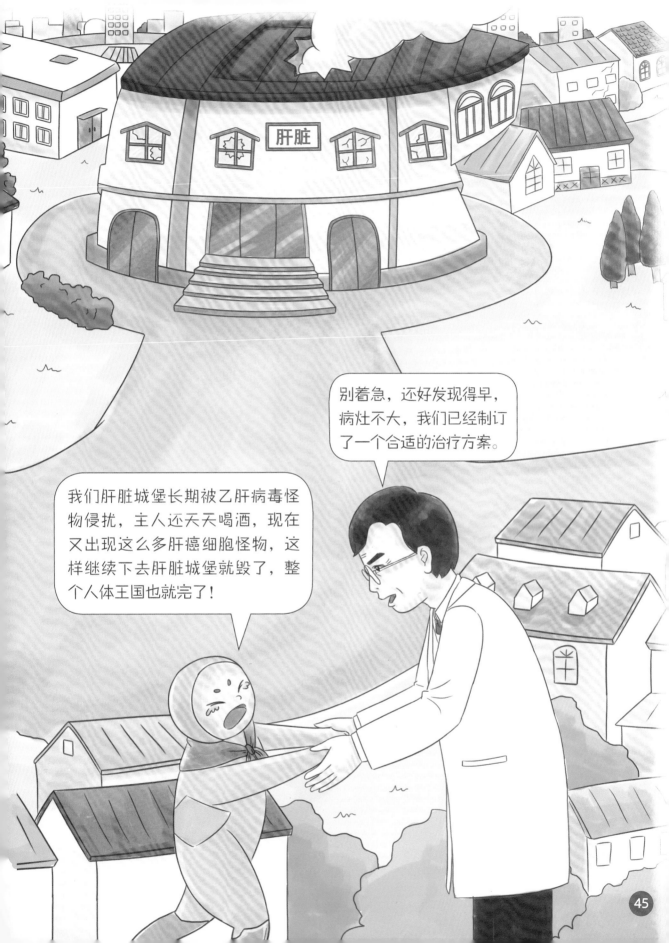

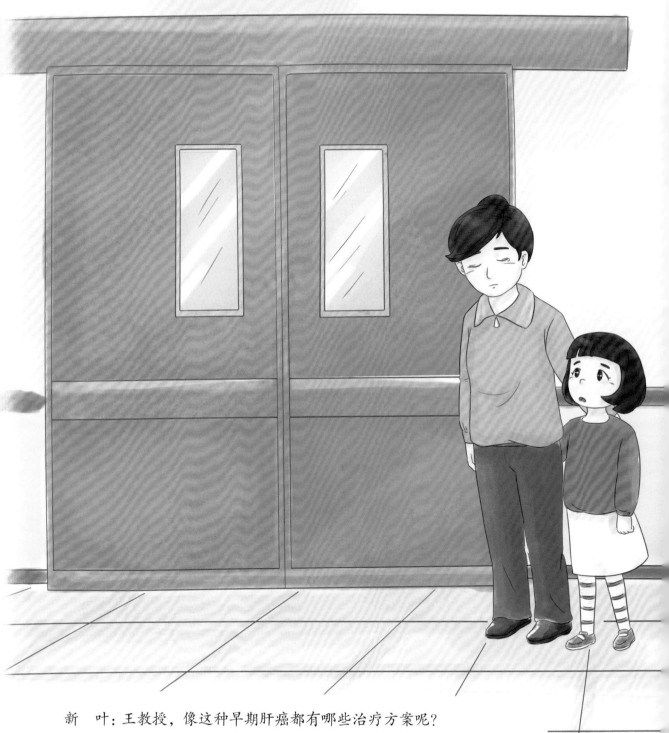

新　叶：王教授，像这种早期肝癌都有哪些治疗方案呢？

王教授：早期肝癌治疗方案很多，医生会根据患者病情选择合适的治
　　　　疗方案，如手术切除、射频消融、放疗、介入等都是很好的
　　　　选择，后期靶向药物和免疫治疗也是很好的方案。

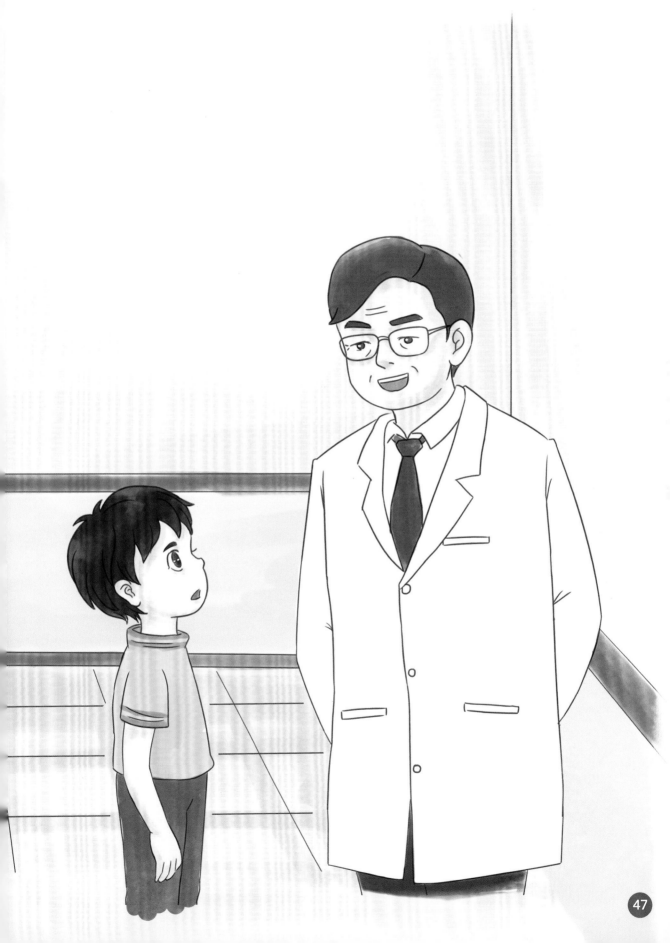

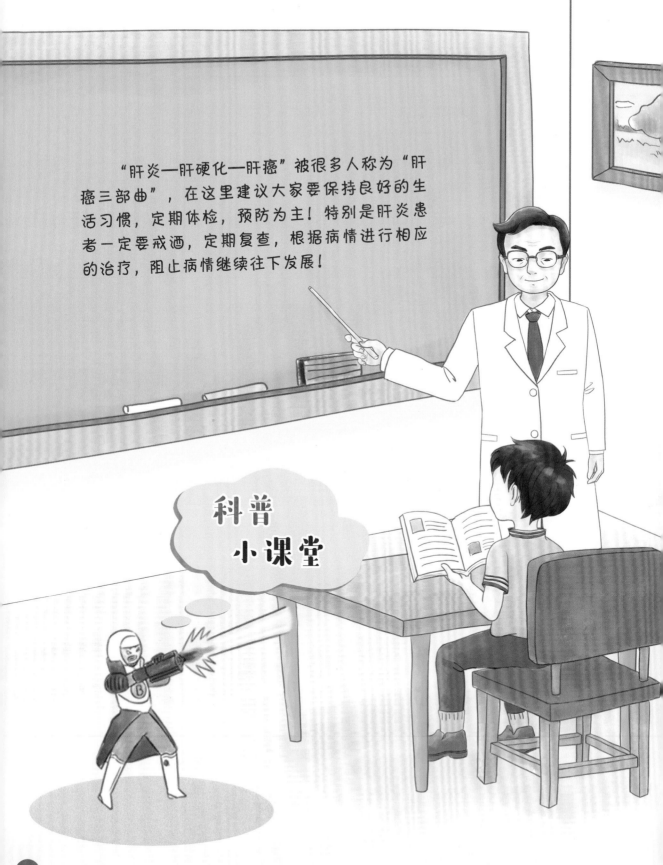

"肝炎—肝硬化—肝癌"被很多人称为"肝癌三部曲"，在这里建议大家要保持良好的生活习惯，定期体检，预防为主！特别是肝炎患者一定要戒酒，定期复查，根据病情进行相应的治疗，阻止病情继续往下发展！

科普
小课堂

联合方案消灭肝癌怪物（下）

文／廉　方
图／王佳易　朱航月　纪小红

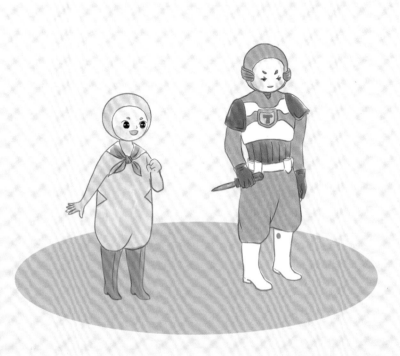

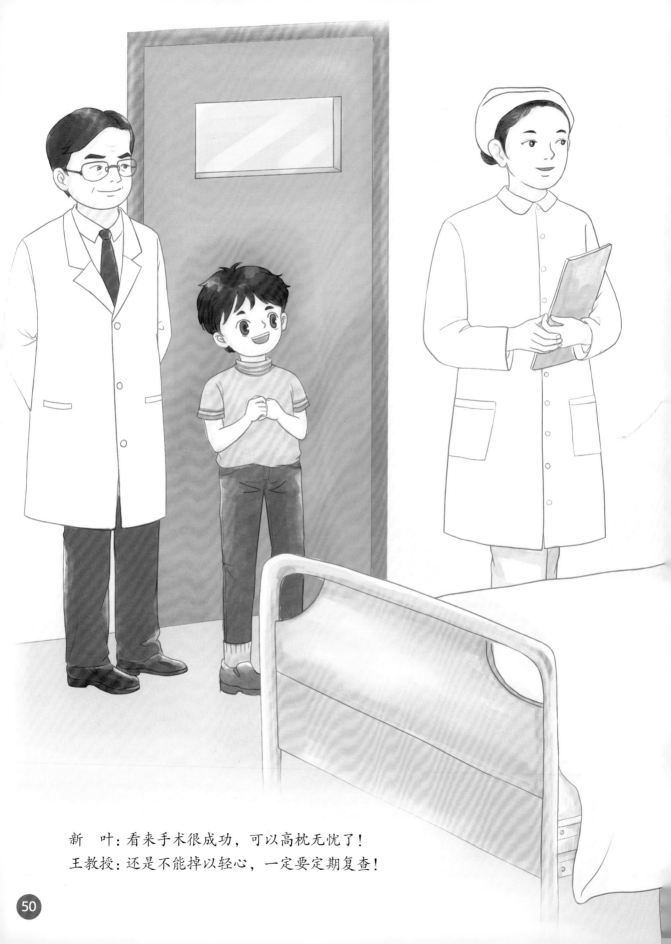

新　叶：看来手术很成功，可以高枕无忧了！

王教授：还是不能掉以轻心，一定要定期复查！

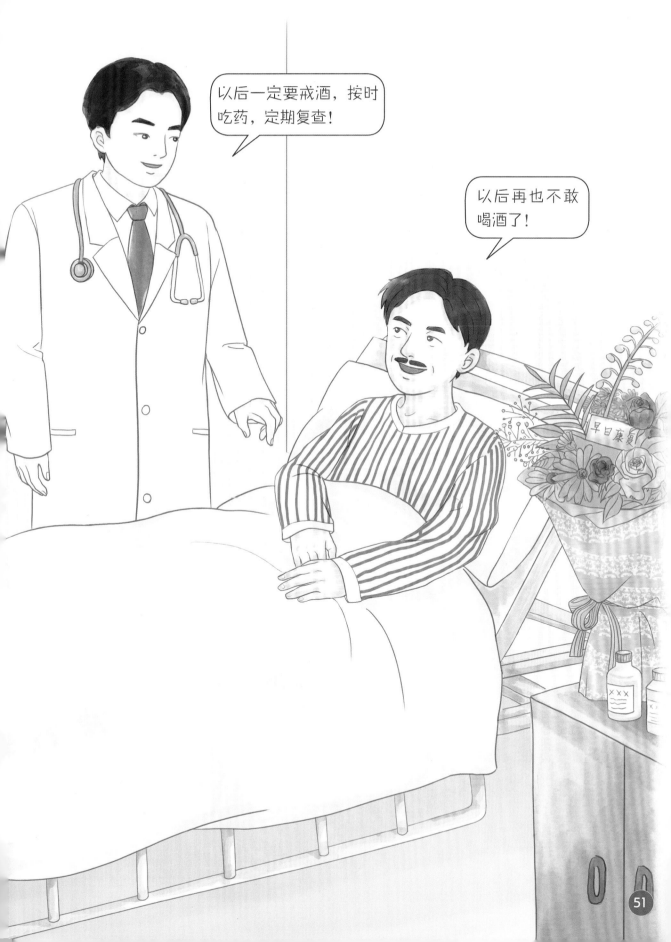

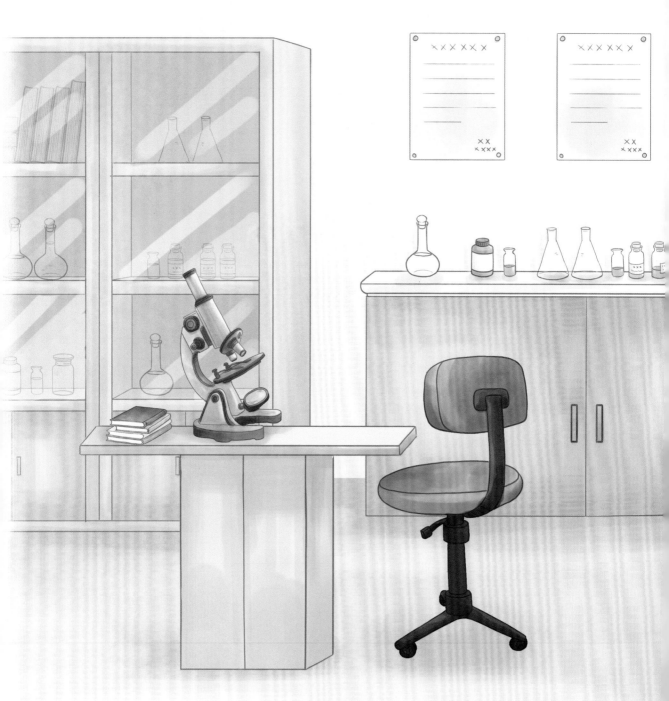

新　叶：不知道上次做手术的叔叔现在怎么样了？

王教授：已经过了大半年了，不如我们再去他的体内看看。

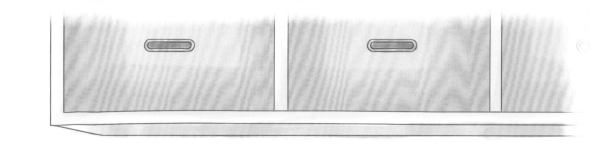
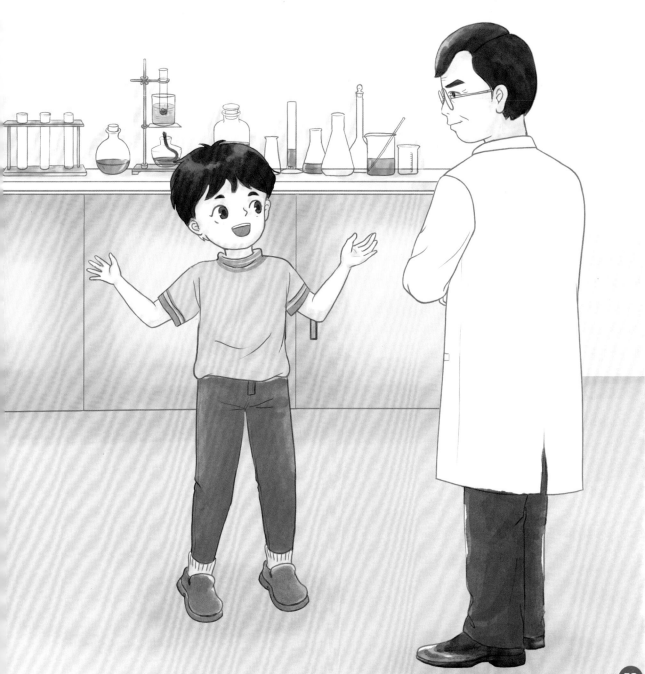

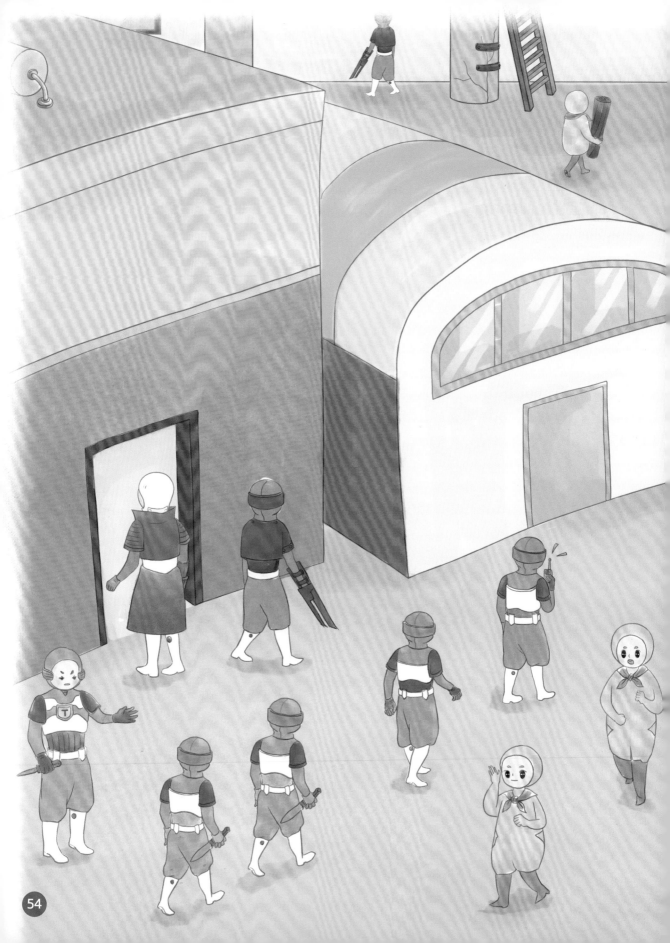

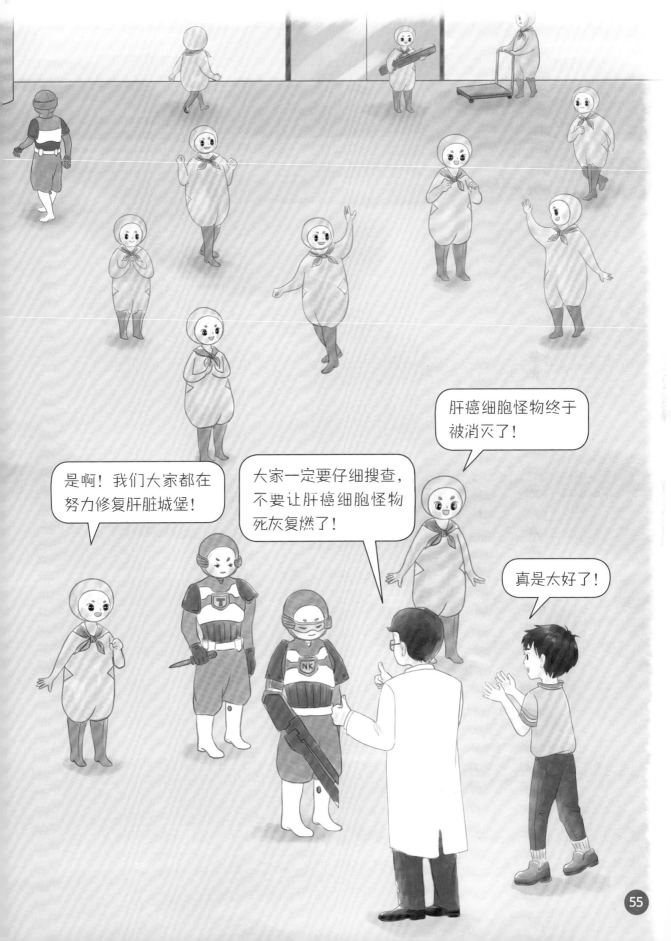

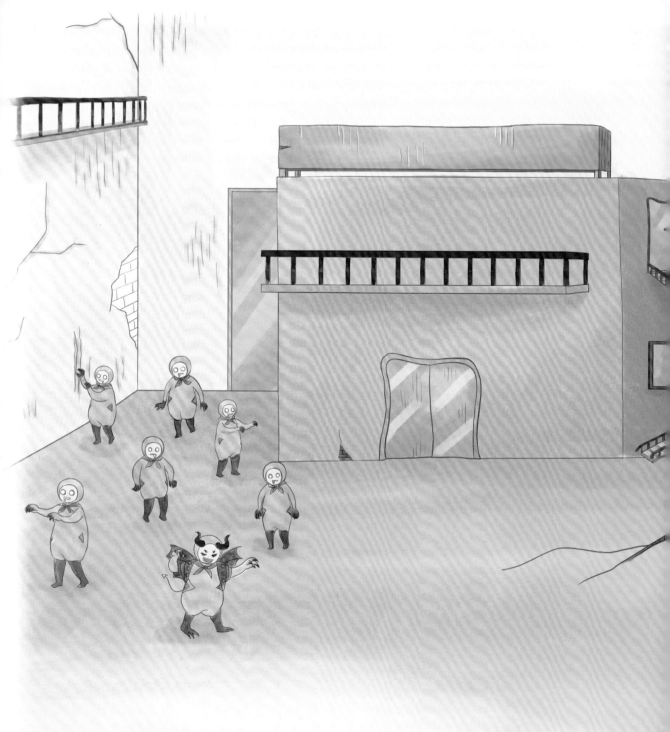

新　叶：不好了！又有新的肝癌细胞怪物出来了！

王教授：也可能是一些漏网之鱼！

新　叶：我们赶紧通知免疫细胞战士过来消灭它们。

王教授：它们应该已经在赶来的路上了，但是这些肝癌细胞怪物太顽强，我们要再帮它们一把！

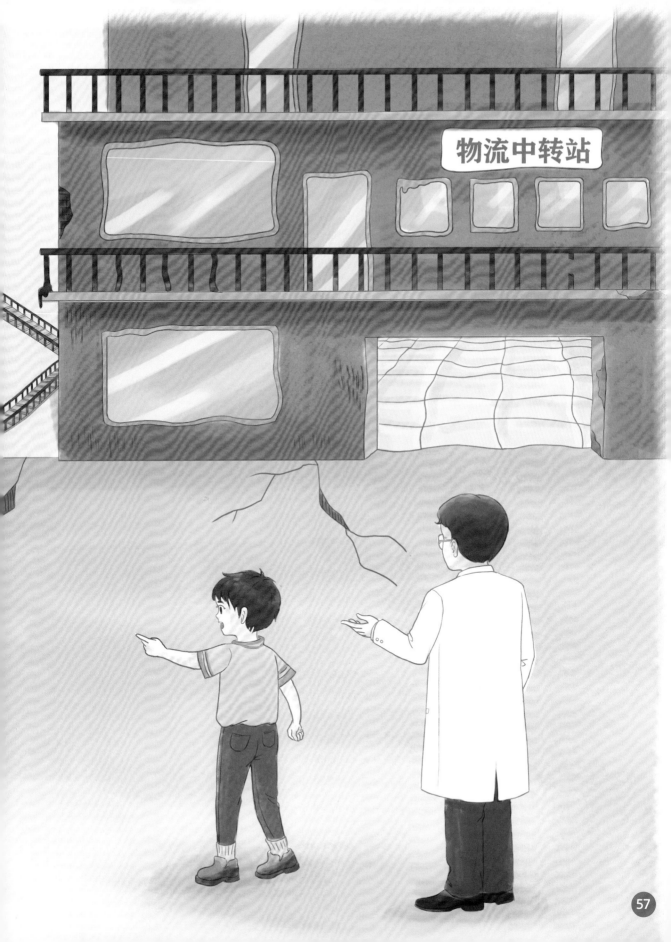

物流中转站

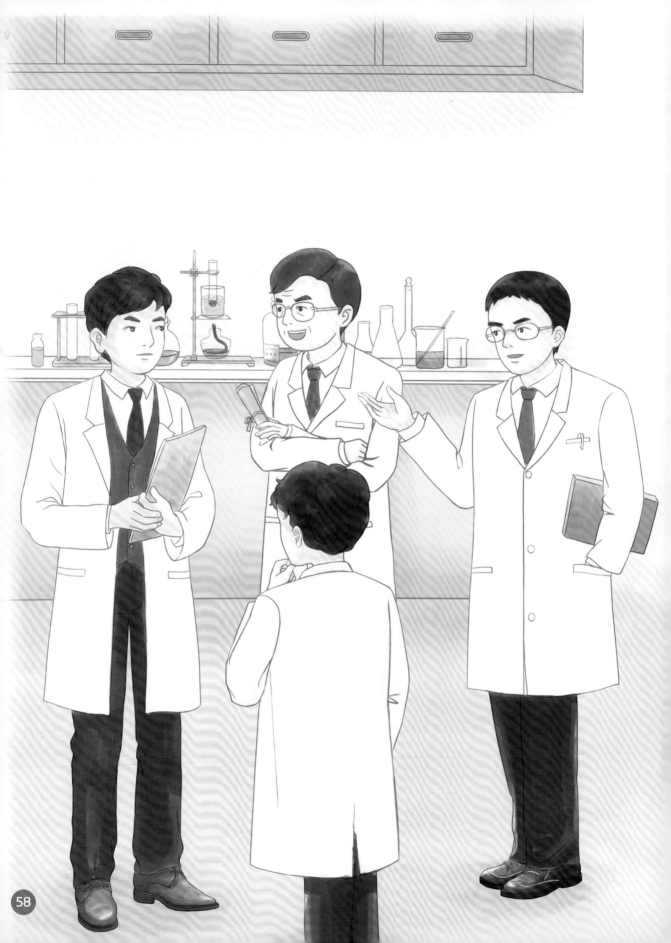

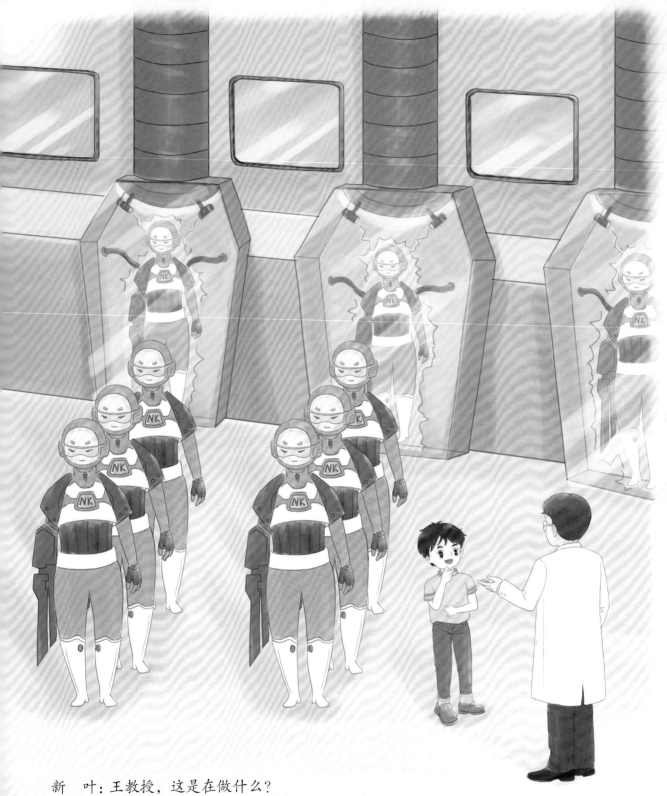

新　叶：王教授，这是在做什么？

王教授：患者体内的免疫细胞战士不足以清除残留的肝癌细胞怪物，我们可以在体外培养大量的免疫细胞战士输送到他的体内，进一步清除残留的肝癌细胞怪物！

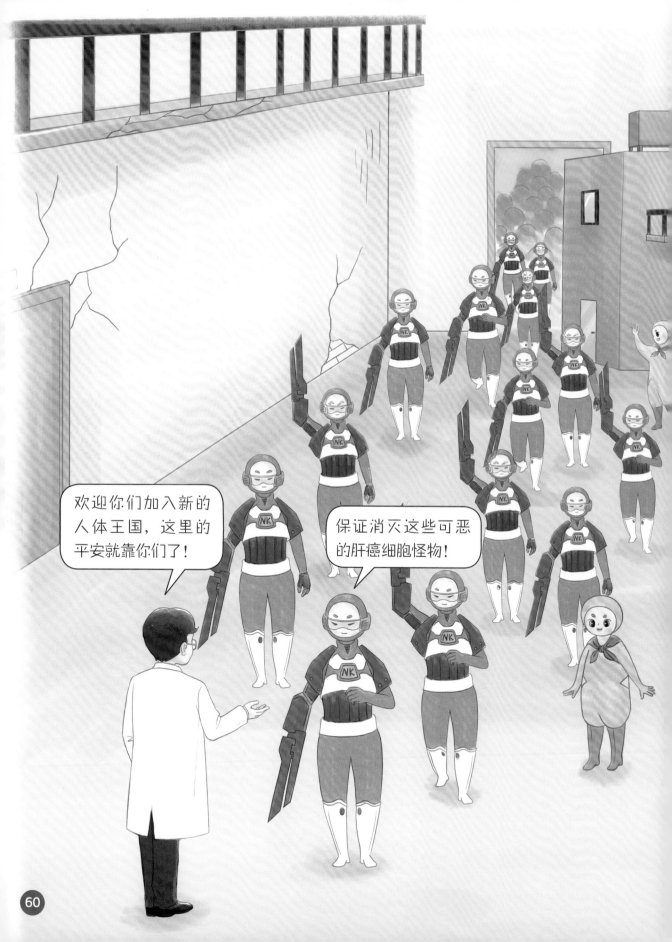

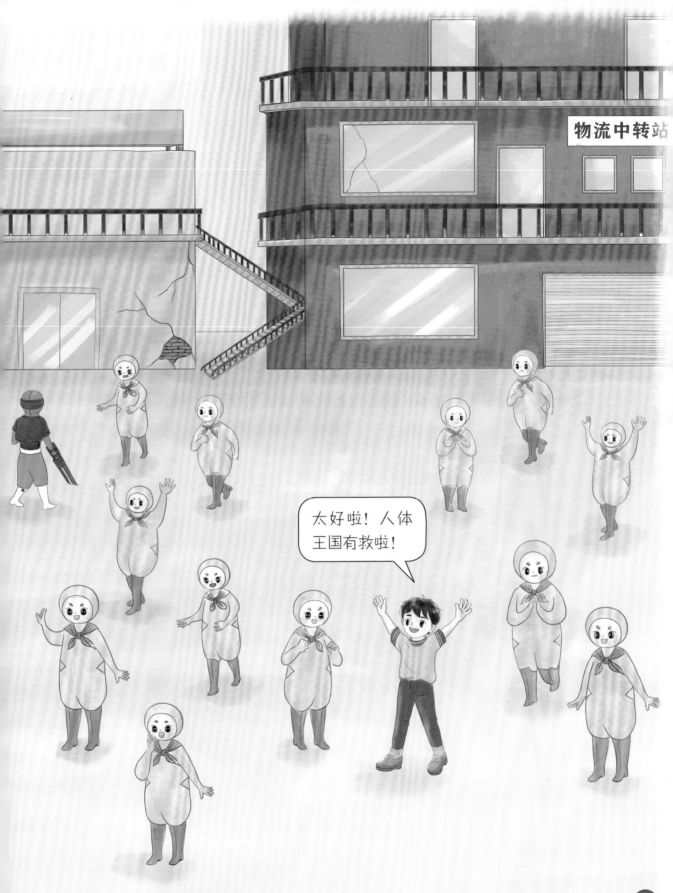

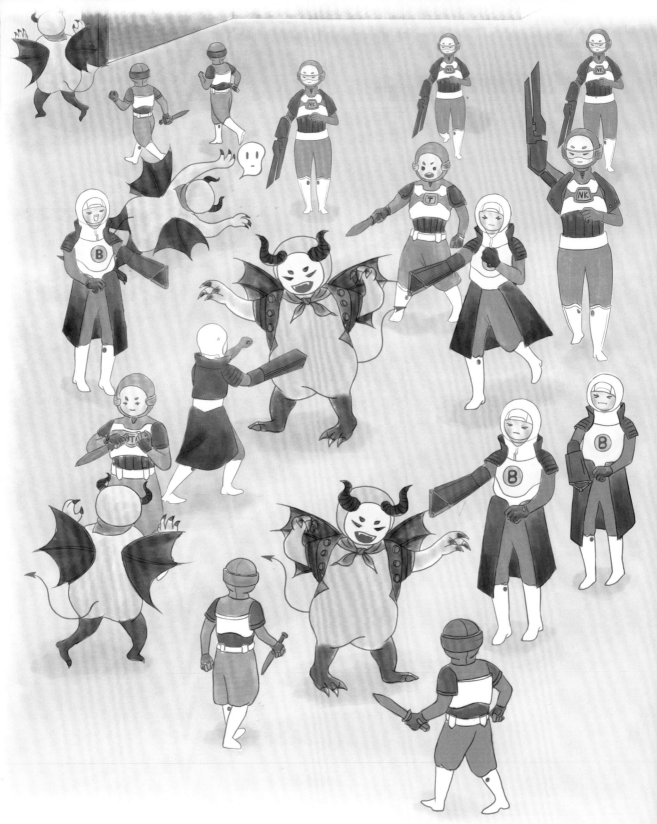

新　叶：这些肝癌细胞怪物终于被消灭了！

王教授：这只能算是告一段落，我们要时刻警惕肝癌细胞怪物卷土重来！

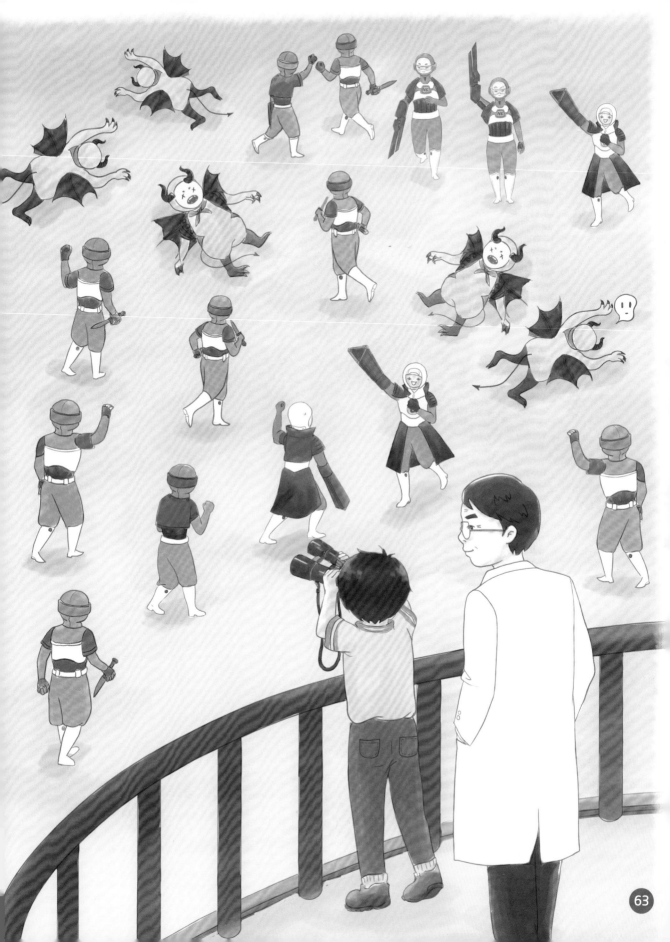

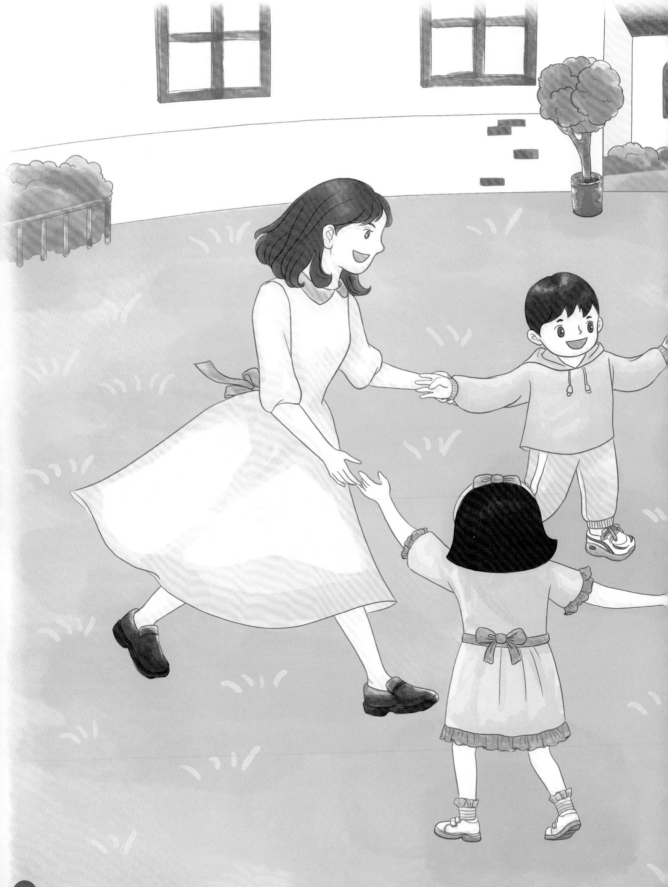

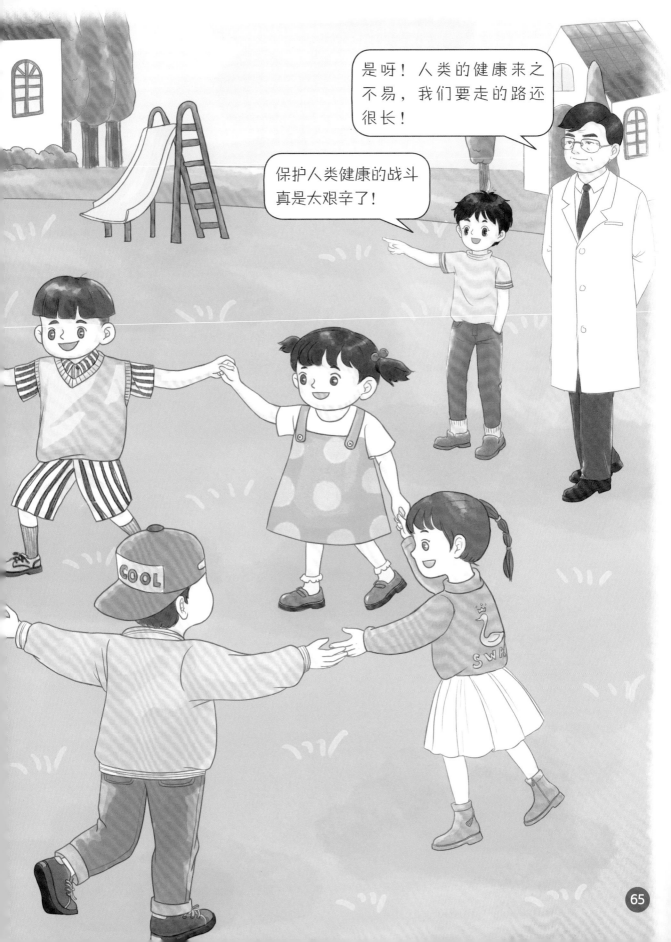

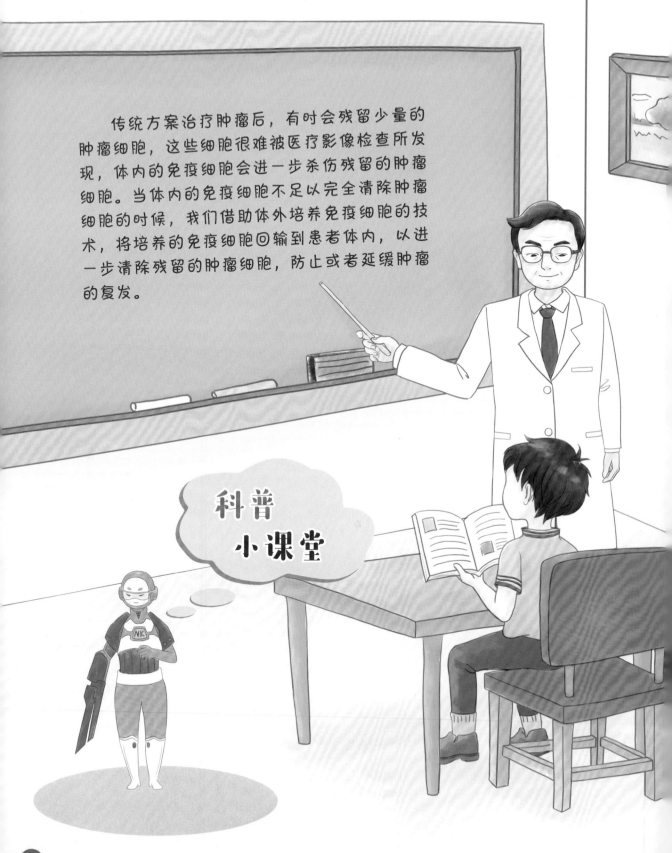

　　传统方案治疗肿瘤后，有时会残留少量的肿瘤细胞，这些细胞很难被医疗影像检查所发现，体内的免疫细胞会进一步杀伤残留的肿瘤细胞。当体内的免疫细胞不足以完全清除肿瘤细胞的时候，我们借助体外培养免疫细胞的技术，将培养的免疫细胞回输到患者体内，以进一步清除残留的肿瘤细胞，防止或者延缓肿瘤的复发。

科普
小课堂